医学影像诊断报告书写规范

U0303961

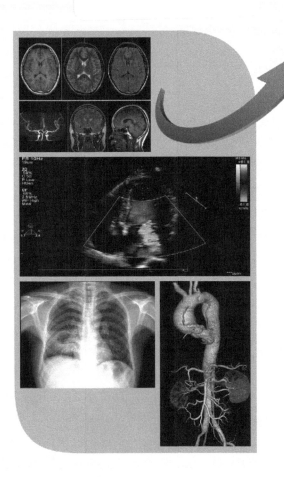

主　编　王木生　李卫平

副主编　李明智　魏江平　徐荣春　桂绍高
　　　　晏志勇　吴荣叶　刘　芩

编　者　（以姓氏笔画为序）
　　　　王川红（江西省人民医院）
　　　　王木生（江西卫生职业学院）
　　　　王巍颐（江西省胸科医院）
　　　　邬远志（江西省人民医院）
　　　　刘　芩（景德镇市第一人民医院）
　　　　李卫平（江西卫生职业学院）
　　　　李明智（江西省人民医院）
　　　　李孟阳（江西卫生职业学院）
　　　　李晓芬（江西省人民医院）
　　　　吴　丹（江西卫生职业学院）
　　　　吴荣叶（江西卫生职业学院）
　　　　周　华（江西省人民医院）
　　　　桂绍高（江西省人民医院）
　　　　晏志勇（江西卫生职业学院）
　　　　徐荣春（江西省人民医院）
　　　　黄　河（江西省胸科医院）
　　　　魏江平（江西省人民医院）

西安交通大学出版社
XI'AN JIAOTONG UNIVERSITY PRESS

图书在版编目(CIP)数据

医学影像诊断报告书写规范/王木生,李卫平主编. —西安:
西安交通大学出版社,2017.7(2021.1重印)
ISBN 978 - 7 - 5605 - 9821 - 5

Ⅰ.①医… Ⅱ.①王… ②李… Ⅲ.①影象诊断-报告-书写
规则 Ⅳ.①R445

中国版本图书馆 CIP 数据核字(2017)第 157956 号

书　　名	医学影像诊断报告书写规范	
主　　编	王木生　李卫平	
责任编辑	张永利　　王　坤	
出版发行	西安交通大学出版社	
	(西安市兴庆南路 1 号　邮政编码 710048)	
网　　址	http://www.xjtupress.com	
电　　话	(029)82668357　82667874(发行中心)	
	(029)82668315(总编办)	
传　　真	(029)82668280	
印　　刷	西安日报社印务中心	
开　　本	787mm×1092mm　1/16　印张 16　字数 388 千字	
版次印次	2017 年 10 月第 1 版　　2021 年 1 月第 3 次印刷	
书　　号	ISBN 978 - 7 - 5605 - 9821 - 5	
定　　价	36.00 元	

前　言

　　医疗文书是医务人员对临床诊疗工作全面记录的医学文件,是进行临床诊疗、教学、科研、医疗技术鉴定的重要档案资料。医学影像诊断报告属于医疗文书中的一种,是医学影像专业非常重要的医学文件,同时也是该专业学生较难掌握的一门临床实践技能。规范书写影像诊断报告必须熟练掌握影像学的专业知识和专业术语,为此,我们编写了这本《医学影像诊断报告书写规范》。

　　本教材编写遵循"三基"和"五性"原则,共分5章,内容包括绪论、X线诊断报告、CT诊断报告、MRI诊断报告和超声诊断报告等,具有非常强的针对性和实用性。本教材主要供高职高专临床医学(含医学影像诊断方向)、医学影像技术专业学生使用。

　　本教材在编写中参考了江西省几家大型综合医院发出的规范影像诊断报告,并得到了江西省人民医院、江西省胸科医院等医院的医学影像专家教授的大力支持和帮助,各位专家、老师和医务工作者对本教材提出了许多宝贵意见和建议,在此一并表示诚挚的谢意!

　　由于我们编写工作经验和水平有限,书中可能存在不足之处,恳请读者给予批评指正,以便再版时改进和提高!

王木生

2017 年 5 月

目　　录

第一章　绪　论

一、医学影像报告书写前准备工作

医学影像报告书写前准备工作非常重要,准备工作的充分与否直接关系到诊断的准确性。准备工作主要包括:①仔细核对患者的信息(姓名、年龄、性别、科室、住院号、门诊号、影像号、病床号、检查设备、检查时间、检查方法等,尤其是投照部位,必要时可再向医师确认)。②详细了解患者的病史、症状及体征,检查目的和要求。③了解患者以往是否有相同部位的影像资料(便于对比变化)。④确定 X 线片或 CT(计算机断层扫描术)片、MRI(磁共振成像)片质量是否符合诊断要求,包括对比度等,对于 CT 片、MRI 片尚包括定位像、窗技术应用、照片连续性、扫描范围、扫描序列及各种伪影。对于不符合质量要求的照片,不予书写报告。在影像质量保证的前提下,核对病人的姓名、性别、年龄、检查号是否与照片所示一致,并要再次核对照片与病人申请单要求检查的部位、项目是否相符,是否与申请单所记录的照片数目一致。⑤申请单所填写的内容及附带的相关临床资料是否详细和充分,其中包括其他影像学检查结果。若为随诊复查病例,需有既往影像学检查照片及诊断报告书。确定以上项目无误后,方可进行观察和书写。

二、医学影像报告书写的原则

医学影像诊断医生要牢记影像诊断的基本原则,即"全面观察、具体分析"。详细观察每幅影像照片,包括 X 线、CT、MRI 片上的每一帧图像,这是做出合理而正确诊断的重要保证。要根据申请单的要求及所怀疑的病变,除了对照片的某一部位或某一器官进行重点观察外,还应仔细观察"非重要部位和器官"的表现,而这些部位和器官常常是诊断医师易于疏漏的地方,常有可能导致错诊和漏诊。当照片上发现明显病变时,诊断医师往往会忽视影像照片已存在但不明显的病变。例如:发现了肺内明显肿块或团块影,常常忽视了胸片中存在的如肋骨骨质破坏表现。

书写诊断报告书最好用计算机打印。对于不具备打印条件的,书写时要求字迹清楚、字体规范,不能涂改,禁用不标准简化字和自造字。书写时要使用专业用语,要语句通畅、逻辑性强。要认真填写诊断报告书上的一般项目(包括病人姓名、性别、年龄、门诊号、住院号、检查号、检查部位、检查日期、报告日期、检查项目和检查方法等)。医学影像报告书写应遵循以下原则。

1.确保报告的客观性和准确性,即无论采用何种描述方法,均应客观真实地反映影像片中的影像特点。在描述中以通用、准确医学用语为准,且解剖部位要准确、规范,对病灶的大小应尽可能测量出具体数据,无法测量的病灶可以实物大小来描述。

2.确保报告的全面性。医学影像学诊断必须遵循 16 字原则,即全面观察、重点分析、结合临床、做出诊断。全面观察必须要求对成像区域内所有结构、器官进行全面观察,对发现病变的描述,则要求对病变的部位、大小、密度或信号、是否有空洞、边缘是否光滑锐利、是否侵犯周围组织,病变的发展变化、增强的表现等进行重点分析。对所发现的病变进行分析,做出正确诊断时,还必须密切结合临床资料。临床资料包括病人的病史、临床症状、体征及实验室检查等。

3.确保报告的有序性。描述人体空间结构时,顺序性非常重要,但无论采用哪种方法,要以不遗漏结构和病变为准则。医学影像学诊断报告描述的最高境界就是他人仅通过阅读报告的描述就如同亲眼阅片所见一般,专家通过描述就能推测出恰当的结论,就能判断出报告中结构的可靠性。

三、医学影像报告描述的方法

医学影像诊断医生要特别注意描述对诊断和鉴别诊断有重要意义的阳性与阴性征象,应简要描述片内已显示但未发现病变的其他组织和器官,注意观察片内已显示的要求投照部位以外的部分,不要遗漏病变。医学影像报告描述的方法有两种,即以成像方法为中心描述和以病灶为中心描述。前者是以成像的方法为主线,依次对各序列图像进行描述,常被影像专业初入门的医生采用,描述浅显易懂,也适宜于临床医生阅读;其优点是比较直观。后者是在全面观察图像的基础上,经过观察者的综合归纳和逻辑思维,以病灶为主线进行描述,首先对病灶的部位、大小、边缘、密度、分布、形状、数目进行描述,然后描述病灶周围的改变(间接征象),在存在多个病灶时,应依次对主、次要病灶进行描述;其优点是描述简单明了,由于对各个病变均有集中、全面的描述,因此能体现出影像学的专业性,描述精练,却能突出重点,适合大工作量的单位使用。

四、医学影像诊断意见的书写

医学影像诊断意见是报告书中的重要部分,也是精华部分,是临床医生、病人等人员优先关注的部分。医学影像诊断意见的书写一定要恰当、准确。医学影像诊断意见要简明扼要,要以影像片所见为依据,同时密切结合临床和有关检查资料进行综合分析。

"诊断"或"印象"是诊断报告书的最终结论,需要特别注意其准确性,具体要求如下:"诊断"应与"表现"所述内容相符,绝不能相互矛盾和相互混淆,也不应"诊断"或"表现"书写时有所遗漏,即"表现"已描述,然而无相应的"诊断",反之亦然。如"表现"中未发现异常,则"诊断"应诊断为"正常"或"未见异常"。若"表现"中发现异常,应在"诊断"中指明病变的部位、范围和病变的性质,如"右肺上叶周围型肺癌并肺门、纵隔淋巴结转移"。若"表现"中发现异常,但不能确定病变性质时,"诊断"或"印象"中应说明病变的部位、大小和病变性质待查或几种可能的性质,并依可能性大小进行排序。如"肝右叶占位性病变(肝癌可能性大)"或"肝右叶占位性病变,除外肝癌"。此外,还要提出进一步的检查手段。当"表现"中有几种病变异常所见时,"诊断"中书写应根据病变的临床意义大小进行排序,如"左肾癌并腹主动脉旁淋巴结转移,胆囊结石,肝右叶肝囊肿"。

在书写诊断报告时,更需注意不要有错字、别字、漏字及部位之误,尤其是左、右侧,否则可导致严重后果。"建议"是对"诊断"的必要补充,通过"建议"向临床医生反馈重要的诊断提示信息和(或)有指导意义的进一步诊断和鉴别诊断的检查方法。许多时候恰当地使用"建议"可以避免主观武断造成的误诊和漏诊。常用的"建议"内容包括以下几点。

1.详查 XX 病或除外 XX 病:根据影像学表现发现可能存在与临床诊断不一致的其他疾

病时使用。

2.进一步 XX 检查:提示临床医生使用对诊断的某些方面更有力的检查方法以完善诊断或鉴别诊断。无论阳性诊断或阴性诊断病例,都可以通过恰当地使用敏感性和特异性更高的检查方法使诊断进一步明确,避免错漏。

3.进一步增强检查:提示临床医生使用对比增强方法显示病变血流动力学方面的特点,以利于完善诊断或鉴别诊断。

4.结合临床:在临床病史不详细或临床医生具有更专业的知识及病史资料的情况下,请临床医生综合分析临床资料和影像表现做出判断。

5.对比旧片:如果复诊病人不能提供全面的旧片资料且临床医生可能掌握病人情况更多时,提示临床医生对比旧片做出更准确的对比分析。

6.定期复查:在某些检查存在不明显病变(随时间推移可能变为明显)被遗漏的可能性或所怀疑疾病具有动态变化特点时,提示临床医生嘱患者定期复诊,重新检查已确定或排除疾病诊断。应根据不同情况明确注明适当的复查时间,对于某些阴性诊断结果尤其有意义,如外伤、急腹症等。

医学影像诊断报告要素包括:①部位诊断;②征象诊断;③性质诊断;④病因诊断。部位诊断要尽可能准确。不能确定部位时,也要做出大致的定位及倾向性意见,要尽可能做出定性诊断。不能确定性质时,要表述出倾向性意见。对于超出影像学诊断能力之外的不能定性的病变,可以只做出征象诊断。对于根据影像资料可以做出病因诊断的,则要做出恰当的病因诊断。

医学影像学诊断意见的类型包括:①肯定性意见;②可能性意见;③排除性意见;④建议性意见。肯定性意见就是无须与其他疾病鉴别的意见。可能性意见就是反映出影像学诊断的可能性大小,是影像学诊断中最常见的一类诊断。排除性意见使用得比较少,常和可能性诊断一并表述。建议性意见就是尚不能做出恰当的可能性诊断意见,仅能提出下一步的建议。

医学影像学诊断意见的书写顺序:医学影像学诊断意见应遵循一定的书写顺序,即主要病变、危及生命的、范围广的病变。诊断明确的放前面,有老片者应对病灶做治疗前后的对比,要回答临床申请单提出的问题(哪怕是正常表现)。

当然,现在很多疾病影像征象特异性不强,应允许提出各种可能性诊断,表述其可能性大小。

医学影像报告书写完毕后,书写医师要复审报告书各项内容,并需再次核对申请单、照片所示病人姓名、性别、年龄和检查项目的一致性。负责医师需对诊断报告书进行复审,依次检查报告书的各项内容,确认无任何差错后准发报告,签字盖章后送交登记室。登记室工作人员在病人或家属领取照片和诊断报告书时,还应再次复核申请单,照片所示病人姓名、性别、年龄、检查号、检查部位和检查项目的一致性,无误后方可发放。

第二章　X线诊断报告

第一节　呼吸系统

呼吸系统X线片(简称胸片)的阅读与诊断报告书写目前仍然是医学影像诊断中应用较多的。阅读X线胸片应该注意以下几点事项:①胸廓是否对称;②肋骨有无破坏、骨折或畸形;③锁骨有无破坏、骨折;④肋间隙有无增宽或变窄;⑤肺野情况:透亮度是否增强或降低,有无实变,有无异常阴影,肺纹理有无增粗、变细、紊乱,肺血情况;⑥肺门是否增大;⑦心脏情况:心影是否增大,心型,心胸比率,主动脉弓;⑧纵隔是否增大,有无移位;⑨气管是否居中;⑩膈肌是否光滑,有无矛盾运动;⑪肋膈角有无变钝;⑫胸膜有无增厚、钙化;⑬软组织阴影是否对称,有无增大。

一、胸部X线片系统读片原理(Sheldon 教授首创 24 个字母系统读片法)

1. A(airway,气道):气道在胸上部,看它是否居中,脊柱是否直线经过,气管有无移位,有无纤维组织牵拉使肺容积缩牵、过度充气及压迫,有无支气管、气管巨大症,肺叶开口压迫、狭窄,隆突受压等支气管肺癌征象。

2. B(bone,骨):肋骨间距(肋间隙)是否某侧缩窄,肋骨有无缺损,如第1肋骨上缘缺损,有硬皮病、类风湿关节炎的可能。第7～9肋骨下缘缺损示主动脉狭窄,见于儿童先天心脏病。法洛四联症可见左肋下缘缺损。剧烈咳嗽所致骨折,可见于6～9肋,第7肋腋后线可见叉形肋。鸽胸与先天性房间隔缺损相关,也见于儿童哮喘症或脊柱侧凸严重时伴通气功能降低者。肋骨脱钙可见于类固醇治疗患者、老年、肾病或其他代谢性病者。

3. C(cor,心脏):心脏右缘有两弓,左缘有四弓。右缘两弓消失见于漏斗胸、右中叶萎缩、肺炎。形状变化或心脏扩大,见于先天性心脏病、心力衰竭。

4. D(diaphragm,膈肌):右膈肌高于左侧半个肋间隙。一侧高,考虑胸部肿瘤、纤维组织牵拉、膈下脓肿。半侧膈肌升高考虑外伤、中风、颈部感染或肿瘤、肺炎或放射治疗后。右侧可见膈肌伴弯刀征。

5. E(esophagus,食管):食管位于气管右,若有气液平面,考虑贲门失弛缓症或狭窄。

6. F(fissures,裂隙):肺裂将各肺分为各叶,左右各有一斜裂,右侧有横裂,斜裂下端止于膈肌,绝不止于前胸壁,有异常时提示有病变。

7. G(gastric bubble,胃泡):胃泡在左侧,若在右,考虑内脏转位(镜面人),胃泡不见,考虑食管不能松弛。左侧胸腔内胃泡影,且胃泡气体延续至腹部可能为膈疝。

8. H(hila,门):肺门移位示肺部分萎缩、过度充气等,肺门区扩大可能是肺癌转移、肺内感染、免疫疾病或结节病。

9. I(interstitium,间质):间质性浸润分两型,间质型看上部心前区,下部可因妇女乳房影加重。肺泡型浸润,因肺泡灌注水、脓、血或蛋白质样物质,见于古德帕斯蒂尔综合征(Good-

pasture)(一种累及肺、肾自身免疫性疾病)、肺含铁血黄素沉着症、鳞状上皮脱落间质性肺炎等。仔细观察咳出物对鉴别诊断有帮助。

10.J(junction lines,连接线):连接线是垂直的,仅见于纵隔,可出现在右脊柱旁、右主动脉旁、右心旁线,左脊柱旁、左主动脉旁、左心旁线,前后连接线等,一般看不见,若看见或突出时,为有块状病推移。

11.K(Kerley's lines,克氏线或间隔线):克氏线原来只有 B 线,现又有 A、C、D 线,B 线在肺周边底部,为 1mm 宽,1～2cm 长,短而直的水平线,由胸膜面来,提示间质性肺水肿。其他线尚有争论。

12.L(lobes,叶):肺叶萎陷为支气管阻塞结果,可因支气管腔内肿块、结核缩窄、支气管外伤断裂、淋巴结或心脏扩大腔外压迫,或黏液栓塞等造成肺萎陷。如右肺不张,可见于右肺中央型肺癌、肺门淋巴结结核,有肺裂移位、膈肌上升、气管向右偏移、心脏向右、肺门移位、肋间隙缩窄、健侧代偿性过度充气。右上叶萎陷时,横裂向上。左上叶萎陷时,移向前,主动脉结消失。舌叶萎陷时,左心界消失,左下叶下半部移向前。右下叶萎陷时,移位向下、向左、向内、向脊柱,右心缘可见。左下叶萎陷时,移位方向同右下叶,左心缘看得清楚,Felson 氏称为"象牙心",从心看不见肺纹理,并为白色心影。

13.M(mediastinum,纵隔):纵隔为胸腔的一部分,现于两肺之间,其中有心、大血管、迷走神经、膈神经、肺门淋巴结和其他脂肪垫等。纵隔分为前、中、后纵隔,每部分都有几种器官存在,纵隔中某项组织长大或肿块损害,可作为诊断线索。空气入纵隔,称纵隔气肿。

14.N(nodules,结节):结节有良性、恶性两种,直径小于 1cm 或有钙化点,多为良性,1～6cm 结节多为恶性。结节 1～6cm,其与周围组织分界清楚者为钱币病灶。如有旧片,应比较确定结节是否长大,长大者多为恶性。若为组织胞浆菌病灶,为良性。结节有时可见空洞,常为鳞状上皮癌、结核球、球状孢子菌病、Wegener 肉芽肿等。有时空洞内有霉菌菌落形成的霉菌球。

15.O(over-aeration,过度充气):过度充气有两种,非阻塞性过度充气(如气肿性肺泡或肺大疱、肺气肿)和阻塞性过度充气(如肺癌、异物、张力型自发气胸等)。

16.P(pleura,胸膜):胸膜病应观察肺周边部,观察有无胸膜增厚、肿块样变、肋膈角变钝等。肋膈角变钝时,提示胸腔积液。膈肌瘤又称间皮瘤,极少见,常发生在肺野的侧边部。判断肿块样病变是来自肺还是胸膜,有两个最好原则:胸膜为底的病变和胸膜呈钝角,且竖径大于横径。肺下积液时不呈钝角,膈肌扁平并直向侧胸壁,膈影高。

17.Q(question of name plate):胶片上姓名是否属于该病人,读片时需认真核对,避免张冠李戴。

18.R(respiration,呼吸):呼吸运动可直接影响心脏的体积和位置变化。深吸气时,膈可下降至第 6 前肋,第 10 后肋,小于此时,考虑为病态。少量气胸可用呼气、吸气两片证实。猛吸试验,看膈肌是否麻醉。

19.S(segments,段):肺段定位,对浸润损害是重要的,用侧剪影片,即黑色轮廓征识别哪段受损,避免浸润遮盖了结构的分界线。右肺 10 段,左肺 8 段,各有其特殊位置和形状,应熟悉它的解剖及段内的结构变化。

20.T(thoracic calcifications,胸内钙化灶):肺内钙化灶常提示良性病变,蛋壳状钙化在肺门淋巴结,常见于矽肺、石棉肺、结节病和其他肉芽肿病。肺动脉钙化和主动脉钙化很相似,可见于重度肺动脉高压症。肺内钙化常见于组织胞浆菌病、球孢子霉菌病、结核病、水痘肺炎、肺吸虫病、尘肺,也见于肺泡微石症,其肺内多数的微小白色似暴雪状钙化表现,还有胸膜征,在周边部边缘有黑色细线。

21. U(under perfusion,灌注低下):血液灌注低下使肺部分血管丧失,和肺栓塞有关。在肺栓塞处,肺纹理丧失,也可见于 Swanz-Gauz 导管放置时错位,导管本身为栓塞的工具,阻塞了血流。还有 Mclead 与 Swyer-James 综合征,乃周围小血管丧失,充气不良,肺门变小或正常。此征常继发于婴儿急性支气管肺炎,类似单侧肺发育不良。

22. V(volume,容积):肺容积和估计较重要,右肺占 55%,略大于左肺,反之有问题。

23. W(women's breast shadows,妇女乳房阴影):妇女乳房掩盖了肺下部,并增加在其后的肺纹理。缺少乳房,胸片示过度充气,或因做外科切除。乳头可表现为小的钱币病灶,可标记后再照片,和前片做比较后,在透视下转动体位或嘱患者用手上、下、左、右移动乳房可以确诊。

24. X(X-ray shadow foreign body,异物阴影):X 线以外的阴影,如子弹或其他异物。放射性暗影染料,有时可以看见。外科夹钳,如过去用于止血的,也可以观察到。

二、X 线检查诊断报告单书写示例

示例 1

1. 检查技术:胸部正侧位摄影。

2. 影像学表现(图 2-1-1):两侧胸廓对称,所见骨质未见异常;两侧肺野透亮度正常,未见异常密度增高影;两肺纹理清晰,无增粗、增多、变形;两肺门无增大、增浓;心影大小、形态如常,主动脉未见异常;纵隔居中,两膈面光整,肋膈角清晰锐利;余未见异常。

3. 影像学意见:心肺膈未见明显异常。

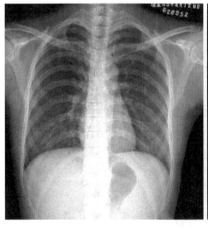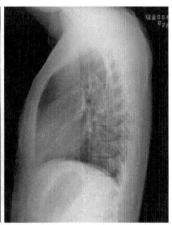

图 2-1-1

示例 2

1. 检查技术:胸部正位摄影。

2. 影像学表现(图 2-1-2):两肺纹理增多、增粗,结构紊乱,边界不清,以右下肺野明显;右下肺野见多发囊状透亮影及支气管双轨征;两侧肺门未见增大、增浓;双膈面光整,肋膈角清

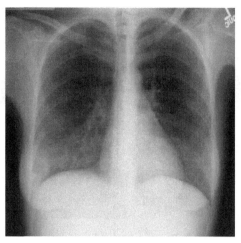

图 2-1-2

晰锐利;心影大小、形态正常,主动脉未见异常;纵隔居中、无增大;两侧胸廓对称,无畸形;余未见明显异常。

3.影像学意见:右肺下叶支气管扩张可能性大,建议临床进一步检查。

示例 3

1.检查技术:胸部正侧位摄影。

2.影像学表现(图 2-1-3):两肺纹理增粗、增多、模糊,见沿肺纹理分布斑点状密度增高影,边缘较淡且模糊不清,病灶以两下肺明显;两侧肺门未见增大、增浓;双膈面光整,肋膈角清晰锐利;心影大小、形态正常;纵隔居中、无增大;两侧胸廓对称,无畸形;余未见明显异常。

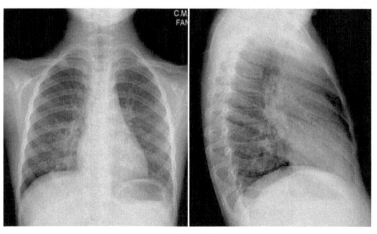

图 2-1-3

3.影像学意见:两肺支气管肺炎可能,请结合临床。

示例 4

1.检查技术:胸部正侧位摄影。

2.影像学表现:具体如下(图 2-1-4)。

(1)右下肺野见大片状密度均匀增高影,上缘清晰,止于横裂,其内可见支气管气像;两侧

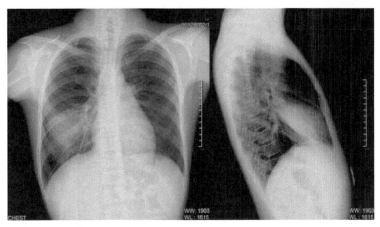

图 2-1-4

肺门未见增大;双膈面光整,肋膈角清晰锐利;心影大小、形态正常,主动脉未见异常;纵隔居中、无增大;两侧胸廓对称,无畸形;余未见明显异常。

(2)侧位:病灶位于右肺中叶内侧段。

3.影像学意见:右肺中叶内侧段大叶性肺炎,建议抗炎后复查。

示例 5

1.检查技术:胸部正位摄影。

2.影像学表现(图 2-1-5):左侧肺野中外带见片状异常透亮无肺纹理区;内侧缘可见被压缩肺组织影,压缩约 75%;右肺野未见明显实变影;两侧肺门未见增大;双膈面光整,肋膈角清晰锐利;心影、纵隔向右移位;余未见明显异常。

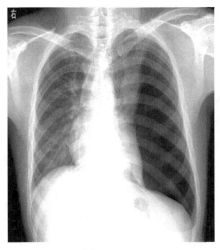

图 2-1-5

3.影像学意见:左侧气胸,请结合临床。

示例 6

1.检查技术:胸部正位摄影。

2.影像学表现(图 2-1-6):双上肺野见斑片状及条索状阴影,密度不均,边缘不清晰;两

侧肺门未见增大、增浓;双膈面光整,肋膈角清晰锐利;心影大小、形态正常,主动脉未见异常;
纵隔居中、无增大;两侧胸廓对称、无畸形;余未见明显异常。

　　3.影像学意见:双上肺浸润型肺结核,请结合临床。

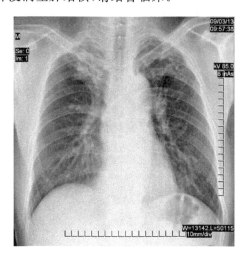

图 2-1-6

示例 7

　　1.检查技术:胸部正侧位摄影。

　　2.影像学表现(图 2-1-7):双肺野满布大小密度一致、分布均匀的粟粒状阴影;肺纹理
被掩盖;两侧肺门未见增大、增浓;双膈面光整,肋膈角清晰锐利;心影大小、形态正常,主动脉
未见异常;纵隔居中、无增大;两侧胸廓对称、无畸形;余未见明显异常。

　　3.影像学意见:两肺急性粟粒型肺结核,请结合临床。

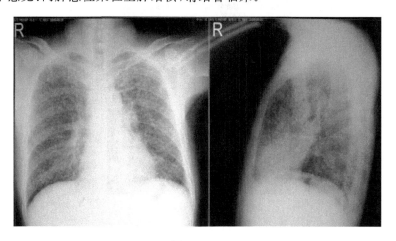

图 2-1-7

示例 8

　　1.检查技术:胸部正位摄影。

　　2.影像学表现(图 2-1-8):两肺野见多发大小不等、密度不均粟粒状、小结节状及小斑

片状密度增高影,边缘模糊,病灶以右肺野明显;两侧肺门未见增大、增浓;双膈面光整,肋膈角清晰锐利;心影大小、形态正常,主动脉未见异常;纵隔居中、无增大;两侧胸廓对称、无畸形;余未见明显异常。

3.影像学意见:两肺慢性血行播散性肺结核。

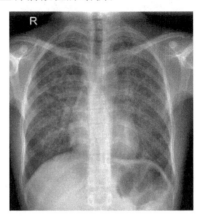

图 2-1-8

示例 9

1.检查技术:胸部正位摄影。

2.影像学表现(图 2-1-9):右侧肋膈角变钝、模糊;右侧余肺野未见异常;左肺野未见明确实变影;两侧肺门未见增大、增浓;左膈面光整,肋膈角清晰锐利;心影大小、形态正常,主动脉未见异常;纵隔居中、无增大;余未见明显异常。

3.影像学意见:右侧胸腔少量积液。

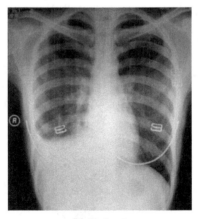

图 2-1-9

示例 10

1.检查技术:胸部正位摄影。

2.影像学表现(图 2-1-10):右中肺野见边缘清晰横置梭形密度增高影,梭形阴影相当于横裂位置;左肺野未见明显异常密度影。两侧肺门未见增大、增浓;双膈面光整,肋膈角清晰锐利;心影大小、形态正常,主动脉未见异常;纵隔居中、无增大;余未见明显异常。

3. 影像学意见:右侧横裂叶间积液。

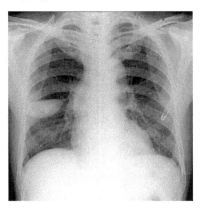

图 2-1-10

示例 11

1. 检查技术:胸部正位摄影。

2. 影像学表现(图 2-1-11):右侧肺门模糊,右肺门中上部见一 3.0cm×4.0cm 大小团块状阴影;右肺上叶实变,体积缩小,横裂上移,与团块影下缘形成反"S"征;左侧肺门未见增大、增浓;双膈面光整,肋膈角清晰锐利;心影大小、形态正常,主动脉未见异常;纵隔居中、无增大;两侧胸廓对称、无畸形;余未见明显异常。

3. 影像学意见:右肺中央型肺癌并右肺上叶阻塞性肺膨胀不全、阻塞性肺炎可能性大,建议抗炎后复查。

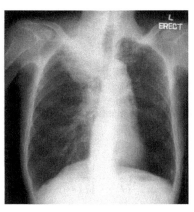

图 2-1-11

示例 12

1. 检查技术:胸部正位摄影。

2. 影像学表现:具体如下(图 2-1-12)。

(1)右下肺野见一 4.0cm×5.0cm 大小团块状阴影,呈浅分叶状,边缘见短毛刺,其内隐约见斑点状钙化影;两侧肺门未见增大、增浓;双膈面光整,肋膈角清晰锐利;心影大小、形态正常,主动脉未见异常;纵隔居中、无增大;两侧胸廓对称、无畸形;余未见明显异常。

(2)侧位:病灶位于右肺下叶背段。

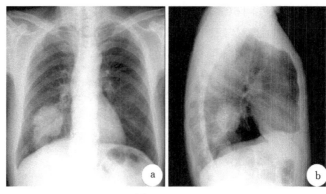

图 2-1-12

3.影像学意见:右肺下叶周围型肺癌可能性大,建议临床进一步检查。

示例 13

1.检查技术:胸部正位摄影。

2.影像学表现(图 2-1-13):右肺中下野见数个大小不等圆球形病灶,密度均匀,边缘光整,最大的约 2.5cm×2.4cm;两侧肺门未见增大、增浓;双膈面光整,肋膈角清晰锐利;心影大小、形态正常,主动脉未见异常;纵隔居中、无增大;两侧胸廓对称、无畸形;余未见明显异常。

3.影像学意见:两肺转移瘤可能性大,建议临床进一步检查。

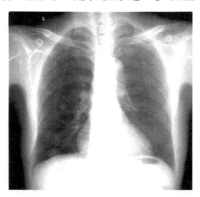

图 2-1-13

第二节　循环系统

循环系统 X 线片的阅读与诊断报告书写同 X 线胸片,但有其特点,应该着重注意以下几点。①肺血管情况:肺纹理有无增粗、变细、紊乱。②心脏情况:心影是否增大、心型、心胸比率、主动脉弓及主动脉窗情况。③纵隔:是否增大、有无移位。④肺门:是否增大。⑤气管:是否居中。⑥胸廓情况:胸廓是否对称,有无肋骨破坏。⑦支气管:有无受压、上抬。⑧食管吞钡:左心房段有无受压后移,心后食管三角间隙有无变小。⑨心脏:与胸骨接触面有无增大,膈肌是否光滑、有无矛盾运动。⑩肋膈角:有无变钝。另外,循环系统 X 线片的阅读与诊断报告书写还应根据投照部位的不同,其阅片和报告的书写要点则不同,具体情况如下。

一、正位片

1. 左心缘包括：①主动脉球；②肺动脉段，相反搏动点；③左心室段。
2. 右心缘包括：①升主动脉或上腔静脉；②右心房。

二、右前斜位片

右前斜位片包括主动脉弓、升主动脉、肺动脉段、右心室、左心室、左心房、右心房。
1. 心前间隙：心前缘与胸壁之间有一尖向下的三角形透明区。
2. 心后间隙：心后缘与脊椎之间有 3～5cm 的宽透明区。

三、左前斜位片

左前斜位片包括心前缘、升主动脉、右心室、心后缘、左心房、左心室、主动脉窗。

附：左、右前斜位片的识别

	右前斜位	左前斜位
心影	梨形(类三角形)	茄形
主动脉弓	显示不清	可见主动脉全貌
心前间隙	三角形	长方形

四、侧位片

1. 心前缘：①升主动脉；②右心室前壁。
2. 心后缘：①左心房；②左心室。
3. 胸骨后间隙：心脏的前缘与前胸壁之间很小的三角形透光区。
4. 食管前间隙：心后缘下段与食管之间的三角形间隙。

示例 1

1. 检查技术：胸部正侧位摄影。
2. 影像学表现(图 2-2-1)：两侧胸廓对称，所见骨质未见异常；两侧肺野透过度正常，未见异常密度影；肺纹理清晰，未见明确增多、增粗、变形；两肺门未见增大、增浓；心影大小、形态正常，主动脉结未见向左突出；心胸比率约 0.52；纵隔居中，膈面光整，肋膈角清晰锐利；余未

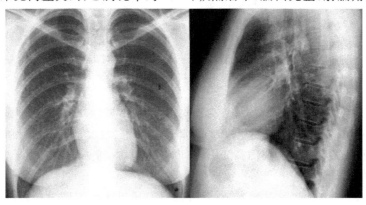

图 2-2-1

见明显异常。

3.影像学意见:心肺未见明显异常。

示例 2

1.检查技术:胸部正斜位摄影。

2.影像学表现:具体如下(图 2-2-2)。

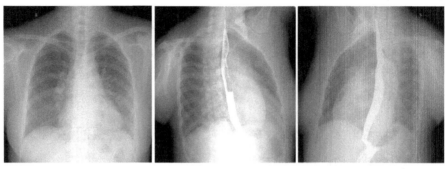

图 2-2-2

(1)心影呈梨形增大,心胸比例为 0.53,左心缘向左下延伸;肺动脉段稍隆突,主动脉结突出,降主动脉纤细;两肺门影增浓、增大;两肺纹理增粗、增多,边缘清晰;胸廓两侧对称,所见骨质未见异常;双膈面光整,肋膈角锐利;其他未见异常。

(2)斜位:食管吞钡左心房段轻度受压后移,心后食管三角变小。

3.影像学意见:先天性心脏病——动脉导管未闭可能性大。

示例 3

1.检查技术:胸部正斜位摄影。

2.影像学表现:具体如下(图 2-2-3)。

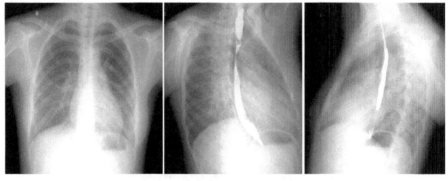

图 2-2-3

(1)心影呈"二尖瓣型",轻度增大;心尖部向左增大、上翘,右心缘向右肺野增大突出;肺动脉段隆突,主动脉结稍小,心胸比率约 0.52;两肺门影增粗、增大、增浓,边缘清晰;两肺纹理增多、增粗,边缘清晰;两肺野未见明确实变影;胸廓两侧对称,所见骨质未见异常;双膈面光整,肋膈角锐利;其他未见异常。

(2)斜位:心脏与胸骨接触面增大,食管吞钡示左房段未见明确受压移位,心后食管三角存在。

3.影像学意见:先天性心脏病,房间隔缺损可能性大。

示例4

1.检查技术:胸部正斜位摄影。

2.影像学表现:具体如下(图2-2-4)。

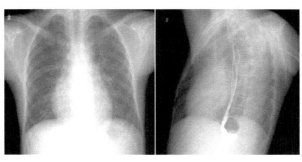

图2-2-4

(1)心影呈"二尖瓣型"轻度增大;心尖部向左下增大,右心缘向右肺野增大突出;肺动脉段隆突,主动脉结稍小,心胸比率约0.52;两肺门影增粗、增大、增浓,边缘清晰;两肺纹理增多、增粗,边缘清晰;两肺野未见明确实变影;胸廓两侧对称,所见骨质未见异常;双膈面光整,肋膈角锐利;其他未见异常。

(2)斜位:食管吞钡左房段轻度受压,心后食管三角消失,心脏与胸骨接触面增大。

3.影像学意见:先天性心脏病,室间隔缺损可能性大。

示例5

1.检查技术:胸部正斜位摄影。

2.影像学表现:具体如下(图2-2-5)。

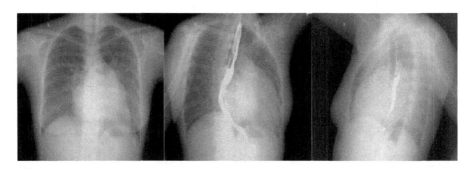

图2-2-5

(1)心影呈"二尖瓣-普大型"中度增大;左心缘见"四弧征",心尖部向左下增大;心影右侧部见"双重影",右心缘向右肺野突出、增大;左支气管稍受压、上抬,肺动脉段隆突,主动脉结稍小,心胸比率约0.54;两肺门影增浓、增大,边缘模糊;两肺纹理增多、增粗,边缘模糊,上肺纹理比下肺增多、增粗;两肺野透光度减低,呈"毛玻璃状",未见明确实变影;胸廓两侧对称,所见骨质未见异常;双膈面光整,肋膈角锐利;余未见明显异常。

(2)左斜位:食管吞钡左心房段中度受压后移,心后食管三角消失,心脏与胸骨接触面增大,余未见明显异常。

3.影像学意见:风湿性心脏病——二尖瓣狭窄、关闭不全。

示例 6

1.检查技术:胸部正位摄影。

2.影像学表现(图 2-2-6):主动脉扩张、纤曲、延长,主动脉结向左突出;两侧肺野透光度正常,未见明确实变影;两肺纹理清晰,无增粗、增多、变形;两侧肺门无增大、增浓;双膈面光整,肋膈角锐利清晰;心影大小、形态未见异常,心胸比率约 0.52;纵隔居中,无增大;两侧胸廓对称,所见骨质未见异常;余未见明显异常。

3.影像学意见:主动脉硬化。

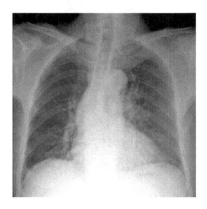

图 2-2-6

第三节 乳 腺

示例 1

1.检查技术:双乳腺钼靶 X 线摄影。

2.影像学表现(图 2-3-1):双乳腺为脂肪型。双乳腺内未见异常密度影;乳腺皮肤正常,未见厚皮征;乳头无内陷,乳晕区如常;其余未见异常;后胸壁未见异常肿大淋巴结。

3.影像学意见:双侧乳腺未见明显异常。BI-RADS 分级:1 级。

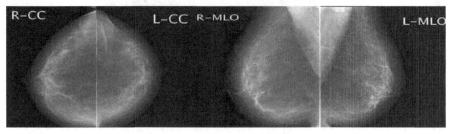

图 2-3-1

示例 2

1.检查技术:双乳腺钼靶 X 线摄影。

2.影像学表现(图 2-3-2):双乳腺为致密型。双乳腺内未见异常密度影;乳腺皮肤正常,未见厚皮征;乳头无内陷,乳晕区如常;其余未见异常;后胸壁未见异常肿大淋巴结。

3.影像学意见:双侧乳腺未见明显异常。BI-RADS 分级:1 级(具体如何进行 BI-RADS 分级,详见第五章附 1 的相关内容)。

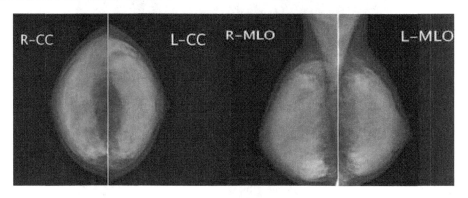

图 2-3-2

示例 3

1.检查技术:双乳腺钼靶 X 线摄影。

2.影像学表现(图 2-3-3):双乳腺为致密型。双乳腺内见多发圆形或类圆形结节影,结节边界清楚,其内未见异常钙化或骨化;未见毛刺征和分叶征;双乳腺内未见异常钙化影;乳腺皮肤正常,未见厚皮征;乳头无内陷,乳晕区如常;其余未见异常;后胸壁未见异常肿大淋巴结。

3.影像学意见:双侧乳腺小叶增生。BI-RADS 分级:3 级,建议定期随访。

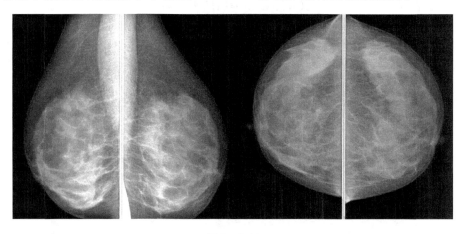

图 2-3-3

示例 4

1.检查技术:双乳腺钼靶 X 线摄影。

2.影像学表现(图 2-2-4):双乳腺显影为致密型。左乳腺外上象限内见一类圆形肿块状影,大小约 2.5cm×2.3cm;结节边界清楚,其内未见异常钙化或骨化;未见毛刺征和分叶征;双乳腺内未见异常钙化影;乳腺皮肤正常,未见厚皮征;乳头无内陷,乳晕区如常;其余未见异常;后胸壁未见异常肿大淋巴结。

3.影像学意见:左乳腺肿块,乳腺纤维瘤可能性大,建议临床进一步检查。BI-RADS 分级:2 级。

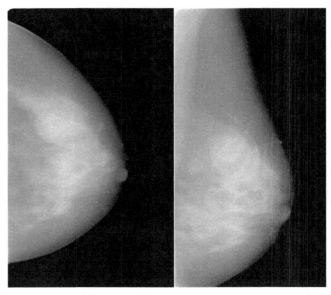

图 2-3-4

示例 5

1.检查技术:双乳腺钼靶 X 线摄影。

2.影像学表现(图 2-2-5):双乳腺显影为脂肪型。右乳腺中上象限内见一类不规则肿块状影,大小约 2.7cm×2.4cm;肿块边界欠清,其内可见散在点状钙化,周边可见毛刺和分叶征,乳头轻度内陷;左乳腺内未见异常钙化影,乳腺皮肤正常,未见厚皮征;乳头无内陷,乳晕区

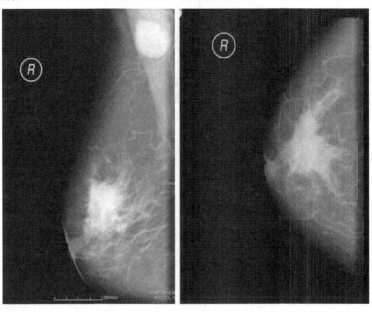

图 2-3-5

如常；其余未见异常；右后胸壁见一枚肿大淋巴结，大小约 1.6cm×1.4cm；左后胸壁未见异常肿大淋巴结。

3.影像学意见：右乳腺肿块，乳腺癌可能性大，请结合临床。BI-RADS 分级：5 级。

第四节　消化系统

X线造影检查是发现消化道病变的主要方法之一，但由于消化道及其邻近组织器官都是由软组织构成，彼此间缺乏自然对比，必须使用造影剂才能显示清晰的影像。胃肠道检查最常使用的造影剂是硫酸钡，吞入钡剂后再做 X 线检查可以直接观察胃内黏膜情况。有时会同时服用发气粉，在胃内产生气体，进行气钡双重对比造影，有利于显示胃壁的结构和发现早期胃癌。X线钡餐检查观察消化道(食管、胃肠道)的形态、大小、位置、运动功能及有无压痛，从而分析其有无病变。观察病变内容包括：①有无充盈缺损及龛影；②有无局部痉挛变形；③有无激惹现象；④有无畸形或变形，以及病变的位置、性质、范围等；⑤黏膜皱襞排列情况；⑥消化道有无狭窄、扩张现象，管壁是否光整、柔软，舒缩功能。消化道钡餐 X 线检查的重点是发现异常，确认病变。消化系统疾病诊断应根据 X 线钡餐表现及其周围变化，并结合临床资料及其他检查，才能得出正确的结论。以下是不同部位消化道 X 线造影检查诊断报告的内容。

1.急腹症平片 X 线诊断报告包括以下内容。

(1)立位片：胃肠腔有无扩张、积气、积液或气液平面，以及膈下有无游离气体，尤其是有无游离气体。

(2)卧位片：①膈肌位置，肝脏、脾脏、肾脏的轮廓、位置、形态及大小是否正常。②腰大肌与腹膜内外脂肪层影。③何段肠道积气扩张、肠壁厚度、肠道分布与位置如何、有无肿块或高密度结石影。④脊柱、盆腔、骨骼有无异常。

2.食管造影诊断报告包括以下内容：①胸部常规透视情况、胃泡大小、食管内有无食物滞留。②食管钡剂通过各段充盈情况，有无受阻、缺损或狭窄。③食管壁柔软度、扩张度、黏膜情况。④经过贲门钡流情况，有无受阻，局部有无肿块，有无受压、移位情况。⑤胃底部钡剂充盈情况，膈胃间距离如何。

3.胃肠造影诊断报告包括：①腹部常规透视情况。②食管有无异常。③胃的类型、位置、张力、蠕动、黏膜等情况。④胃壁柔软度、移动度、排空程度。⑤胃双重对比相，胃小区显示情况有无异常。⑥十二指肠各部形态，功能变化。⑦如为全胃肠道造影，应观察各组小肠黏膜位置，走行方向有无异常。并要连续观察直达回盲部显示为止。

4.结肠造影诊断报告包括：①腹部常规透视情况。②导管插入顺利与否。③结肠各段充盈显示情况，有无受阻，位置，结肠袋形、外形、移动度、肠壁柔软性，排钡后结肠收缩功能、黏膜皱襞情况。④气钡双重相：黏膜情况，有无充盈缺损或息肉样改变等情况。体位包括后前位、右前斜位、左前斜位，左侧位。

示例 1

1.检查技术：食管常规钡透。

2.影像学表现：具体如下(图 2-4-1)。

(1)常规胸透：两肺野未见明确实变影，心、膈未见异常。

(2)食管吞钡：钡流通畅，未见明确狭窄、扩张现象；黏膜皱襞排列规则，未见明确增粗、紊

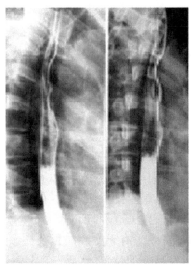

图 2-4-1

乱、中断现象;未见明确龛影及充盈缺损影;管壁光整、柔软,舒缩功能良好;余未见明显异常。

3.影像学意见:食管吞钡未见明显异常。

示例 2

1.检查技术:常规全消化道钡透。

2.影像学表现:具体如下(图 2-4-2)。

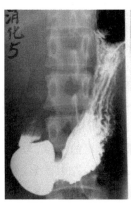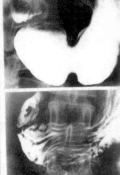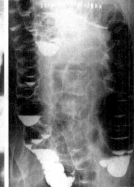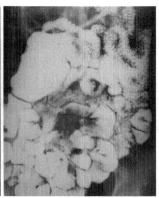

图 2-4-2

(1)常规胸透:两肺野未见明确实变影,心、膈未见异常。

(2)食管吞钡:钡流通畅,未见明确狭窄、扩张现象;管壁光整、柔软,舒缩功能良好;黏膜皱襞排列规则,未见明确增粗、紊乱、中断现象;未见明确龛影及充盈缺损影。

(3)胃:呈中间型,无空腹潴留液,位置中等;胃角切迹位于两髂嵴连线水平以上约 5cm 处,黏膜皱襞排列规则,未见明确增粗、紊乱、中断现象;胃小区及胃小沟未见异常;未见明确龛影及充盈缺损影;胃壁光整、张力中等、柔软,移动度未见异常;蠕动、舒缩功能良好,排空功能未见异常;无压痛、激惹现象,幽门管居中,钡通过良好。

(4)十二指肠:球部呈三角形,未见明确龛影及充盈缺损影;无压痛、激惹现象;降、升段未见异常。

(5)小肠、结肠回盲部:肠管大小、形态未见异常,未见明确狭窄、扩张现象;黏膜皱襞排列规则,未见明确龛影及充盈缺损影,柔软度及移动度未见异常,无压痛及激惹现象,钡通过良好。

3.影像学意见:全消化道钡餐未见异常。

示例 3

1.检查技术:上消化道常规钡透。

2.影像学表现:具体如下(图2-4-2)。

(1)常规胸透:两肺野未见明确异常密度影,心、膈未见异常。

(2)食管吞钡:钡流通畅,未见明确狭窄或扩张现象;管壁光整,柔软,舒缩功能良好;黏膜皱襞排列规则,未见明确增粗、紊乱、中断现象;未见明确龛影及充盈缺损影。

(3)胃:呈中间型,无空腹潴留液;位置中等,胃角切迹位于两髂嵴连线水平以上约5cm处;黏膜皱襞排列规则,未见明确增粗、紊乱、中断现象;胃小区及胃小沟形态未见异常,未见明确龛影及充盈缺损影;胃壁光整,张力中等,柔软度、移动度未见异常;蠕动、舒缩功能未见异常;无压痛、激惹现象,幽门管居中,钡通过良好。

(4)十二指肠:球部呈三角形,未见明确龛影及充盈缺损影,无压痛、激惹现象;降、升段未见异常。

3.影像学意见:上消化道钡餐未见异常。

示例 4

1.检查技术:结肠气钡双重造影。

2.影像学表现:具体如下(图2-4-3)。

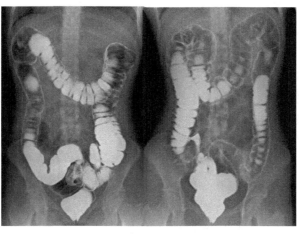

图2-4-3

(1)常规胸腹透视未见异常。

(2)插管顺利,无任何不适,钡剂依次充盈直肠,至横结肠中段停止灌钡,再灌入适量气体;转动体位,使钡剂均匀涂布于各结肠段;各结肠段充盈良好,肠壁光整,结肠袋明显,未见明确狭窄、扩张现象,未见明确充盈缺损影;柔软度、移动度良好,舒缩功能未见异常;无压痛及激惹现象。

（3）排钡后黏膜相:黏膜皱襞排列规则,未见明确增粗、增多及紊乱现象,未见明确龛影;余未见明显异常。

3.影像学意见:结肠各段未见明显异常。

示例 5

1.检查技术:腹部立位摄影。

2.影像学表现(图2-4-4):膈下未见游离气体。小肠未见积气、气液平面。脏器轮廓正常。双肾区、输尿管径路及膀胱区未见明显阳性结石影。腰椎及骨盆骨质未见异常。余未见明显异常。

3.影像学意见:腹部立位片未见明显异常。

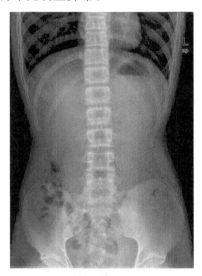

图 2-4-4

示例 6

1.检查技术:腹部立位摄影。

2.影像学表现(图2-4-5):膈下未见游离气体。胃及十二指肠球、降部积气扩张,并见两个大气液平面;小肠未见积气。脏器轮廓正常。双肾区、输尿管径路及膀胱区未见明显阳性结石影。腰椎及骨盆骨质未见异常。其他未见异常。

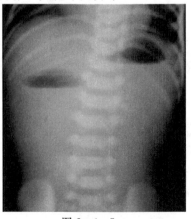

图 2-4-5

3.影像学意见:十二指肠梗阻可能,请结合临床。

示例7

1.检查技术:腹部立位摄影。

2.影像学表现(图2-4-6):膈下未见游离气体。中上腹部见数个气液平面,呈阶梯状排列,肠腔扩张,气柱较高,见环形皱襞。余脏器轮廓正常。双肾区、输尿管径路及膀胱区未见明显阳性结石影。腰椎及骨盆骨质未见异常。其他未见异常。

3.影像学意见:肠梗阻可能,请结合临床。

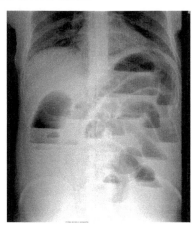

图2-4-6

示例8

1.检查技术:腹部卧位摄影。

2.影像学表现(图2-4-7):腹部卧位片示:中上腹肠管扩张、积气,并见假肿瘤征及咖啡豆征。脏器轮廓正常。双肾区、输尿管径路及膀胱区未见明显阳性结石影。腰椎及骨盆骨质未见异常。其他未见异常。

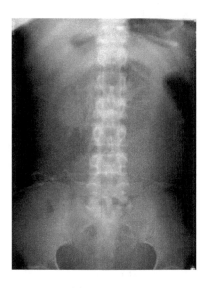

图2-4-7

3.影像学意见:绞窄性肠梗阻可能,请结合临床。

示例 9

1.检查技术:腹部立位摄影。

2.影像学表现(图 2-4-8):双膈下见弧形、新月形异常透亮区。小肠未见明显积气、气液平面。脏器轮廓正常。双肾区、输尿管径路及膀胱区未见明显阳性结石影。腰椎及骨盆骨质未见异常。其他未见异常。

3.影像学意见:膈下游离气体,消化道穿孔可能性大,请结合临床。

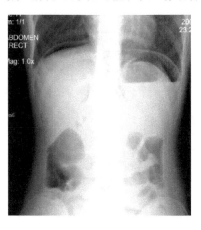

图 2-4-8

示例 10

1.检查技术:腹部卧位摄影。

2.影像学表现(图 2-4-9):右季肋部胆囊区见多个不均匀高密度影,边缘清晰,大小不等,最大约 1.5cm×1.2cm。双肾区、输尿管径路及膀胱区未见明显阳性结石影。腰椎及骨盆骨质未见异常。其他未见异常。

3.影像学意见:右季肋区高密度影,胆囊结石可能性大,请结合临床。

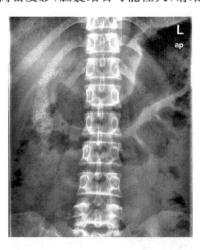

图 2-4-9

示例 11

1．检查技术：常规钡透。

2．影像学表现：具体如下（图 2 - 4 - 10）。

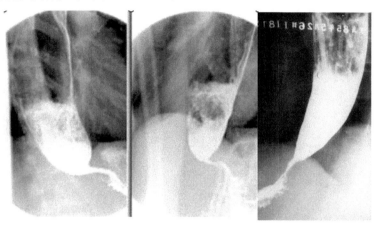

图 2 - 4 - 10

（1）常规胸透：两肺野未见明确异常影，心、膈未见异常。

（2）食管吞钡：钡流至贲门处受阻，钡剂呈窄条状通过，钡头在贲门处呈"鸟嘴样"改变，整条食管扩张明显；黏膜皱襞排列规则，未见明确增粗、紊乱、中断现象；未见明确龛影及充盈缺损影；管壁光整。

3．影像学意见：符合贲门失弛缓症表现，请结合临床。

示例 12

1．检查技术：常规钡透。

2．影像学表现（图 2 - 4 - 11）：钡剂流至食管下端稍受阻，可见一狭窄段，狭窄段与胃之间可见一疝囊，囊内为胃黏膜；余胃形态正常，未见明确龛影和充盈缺损影，胃黏膜皱襞排列规则，未见明显破坏和增粗表现。

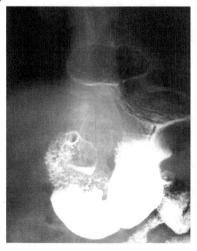

图 2 - 4 - 11

3.影像学意见:符合食管裂孔疝表现,请结合临床。

示例 13

1.检查技术:常规钡透。

2.影像学表现:具体如下(图2-4-12)。

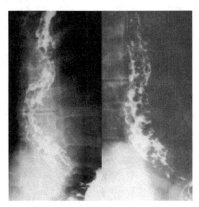

图 2-4-12

(1)常规胸透:两肺野未见明确实变影,心、膈未见异常。

(2)食管吞钡:吞钡后食管上段钡剂通过顺利,壁柔软,黏膜皱襞正常;食管下段扩张,食管收缩欠佳,排空稍延迟,黏膜皱襞粗细不均,食管中下段可见串珠状或蚯蚓状充盈缺损,食管壁凹凸不平;余未见明显异常。

3.影像学意见:结合临床符合食管下段静脉曲张改变。

示例 14

1.检查技术:常规钡透。

2.影像学表现:具体如下(图2-4-13)。

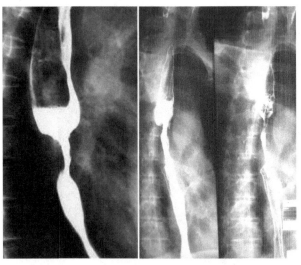

图 2-4-13

(1)常规胸透:两肺野未见明确实变影,心、膈未见异常。

（2）食管吞钡：钡流至胸段（第4～5胸椎处）见一长约4.5cm环形不规则狭窄段，钡剂呈窄条状缓慢通过，狭窄段以上食管稍扩张；管壁僵硬，黏膜皱襞增粗、紊乱、中断；舒缩功能消失；余未见明显异常。

3.影像学意见：食管胸段癌可能性大，建议进一步检查。

示例15

1.检查技术：常规钡透。

2.影像学表现：具体如下（图2-4-14）。

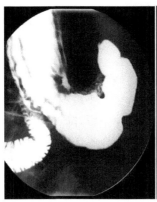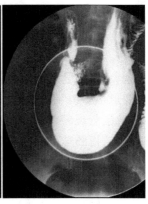

图2-4-14

（1）常规胸透：两肺野未见明确实变影，心、膈未见异常。

（2）食管吞钡：钡流通畅，未见明确狭窄、扩张现象，管壁光整，柔软，舒缩功能良好；黏膜皱襞排列规则，未见明确增粗、紊乱、中断现象，未见明确龛影及充盈缺损影。

（3）胃：胃呈中间型，无空腹潴留液，位置中等，胃角切迹位于两髂嵴连线水平以上约5cm处；胃窦部及胃体小弯侧见一大小约3.5cm×4.5cm不规则龛影，外缘略平，内缘不整齐，见多个尖角，龛影位于胃轮廓内，周围黏膜皱襞增粗、紊乱、部分中断，见"环堤征"及"指压征"，胃小区及胃小沟被破坏，胃壁僵硬，柔软度、移动度减弱，蠕动、舒缩功能消失，排空功能尚可，见轻度压痛、激惹现象；胃底未见异常，幽门管居中，钡通过良好。

（4）十二指肠：球部呈三角形，未见明确龛影及充盈缺损影，无压痛、激惹现象，降、升段未见异常。

3.影像学意见：胃癌可能性大，建议进一步检查。

示例16

1.检查技术：常规钡透。

2.影像学表现：具体如下（图2-4-15）。

（1）常规胸透：两肺野未见明确实变影，心、膈未见异常。

（2）食管吞钡：钡流通畅，未见明确狭窄、扩张现象，管壁光整，柔软，舒缩功能良好；黏膜皱襞排列规则，未见明确增粗、紊乱、中断现象，未见明确龛影及充盈缺损影。

（3）胃：胃呈中间型，无空腹潴留液，位置中等，胃角切迹位于两髂嵴连线水平以上约5cm处；黏膜皱襞排列规则，未见明确增粗、紊乱、中断现象，胃小区及胃小沟未见异常，未见明确龛影及充盈缺损影，胃壁光整，张力中等，柔软、移动度未见异常，蠕动、舒缩功能良好，排空功能

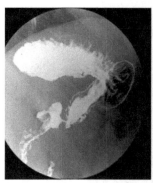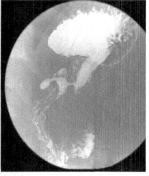

图 2 - 4 - 15

未见异常,无压痛、激惹现象;幽门管居中,钡通过良好。

(4)十二指肠:球部变形,呈"山"字形,见一约黄豆大小斑钡之龛影,周围黏膜皱襞增粗,呈放射状排列,见轻度压痛及激惹现象,未见明确充盈缺损影,降、升段未见异常。

3.影像学意见:符合十二指肠球部溃疡改变,请结合临床。

示例 17

1.检查技术:常规钡透。

2.影像学表现:具体如下(图 2 - 4 - 16)。

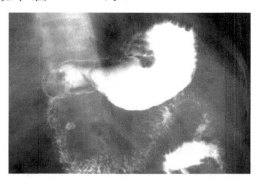

图 2 - 4 - 16

(1)常规胸透:两肺野未见明确异常密度影,心、膈未见异常。

(2)食管吞钡:钡流通畅,未见明确狭窄或扩张现象;管壁光整,柔软,舒缩功能良好;黏膜皱襞排列规则,未见明确增粗、紊乱、中断现象;未见明确龛影及充盈缺损影。

(3)胃:胃呈中间型,无空腹潴留液;位置中等,胃角切迹位于两髂嵴连线水平以上约 5cm 处;黏膜皱襞排列规则,未见明确增粗、紊乱、中断现象;胃小区及胃小沟形态未见异常,未见明确龛影及充盈缺损影;胃壁光整,张力中等,柔软度、移动度未见异常;蠕动、舒缩功能未见异常;无压痛、激惹现象,幽门管居中,钡通过良好。

(4)十二指肠:球部不规则,未见明确龛影及充盈缺损影,无压痛、激惹现象;十二指肠降部可见囊袋状影突出于腔外,大小约 1cm×2cm,边缘清楚,有一细颈与十二指肠相连,可见黏膜进入囊袋状影。

3.影像学意见:符合十二指肠降部憩室改变,请结合临床进一步检查。

示例 18

1. 检查技术:结肠气钡双重造影。

2. 影像学表现:具体如下(图 2 - 4 - 17)。

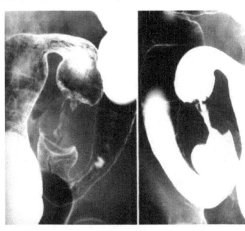

图 2 - 4 - 17

(1)常规胸腹透视:未见明显异常。

(2)插管顺利,无任何不适,钡剂依次充盈,至降结肠中段时因病人难以忍受停止灌钡;转动体位,使钡剂均匀涂布于各结肠段;乙状结肠与降结肠邻接处可见两处肠管狭窄,其中一处明显,长约 3cm,肠黏膜呈不规则纵行排列;余未见明显异常。

3. 影像学意见:乙状结肠癌可能性大,建议进一步检查。

第五节　泌尿系统

腹部器官主要是空腔脏器,缺乏天然对比,常常需要使用造影剂检查,以下是腹部不同检查方法 X线检查报告的主要内容。

1. 腹部平片(KUB)报告应包括:①两肾轮廓、位置、形态与大小是否正常。②全尿路区域有无钙化或结石样阴影。③腰大肌及腹壁脂肪线影像情况。④脊椎、骨盆区、骨骼有无异常。⑤肠道内容情况及其他腹部异常阴影。

2. 排泄性尿路造影(IVP)报告应包括:①两肾轮廓、位置、形态、大小是否正常。②使用对比剂名称、剂量、浓度。③两肾功能显影情况:正常、延迟、不显影。对肾功能差者,造影需延时 45～60 分钟或更长时间摄片观察。④两侧肾盏、肾盂轮廓显示情况。⑤膀胱充盈情况。⑥两侧输尿管显示情况。⑦腰椎与骨盆区骨质情况。

3. 逆行肾盂造影(RCP)报告应包括:①两肾轮廓、位置、形态、大小,注明导管位置是否正常。②使用造影剂的名称、浓度、剂量。③两侧肾盏、肾盂、输尿管充盈显示情况。④腰骶椎与骨盆区骨质情况。

4. 膀胱造影报告应包括:①造影剂名称、浓度、剂量。②膀胱充盈的轮廓、形态、大小是否正常,病理性改变应说明病变范围大小,边界与邻近脏器的关系。③若观察膀胱壁,应测量其厚度,边缘与周围情况。④男性应包括前列腺增生向膀胱突出、压迫情况。⑤有无其他异常发现。

示例1

1.检查技术:KUB腹部卧位片。

2.影像学表现(图2-5-1):肠管及脏器轮廓正常。双肾区、输尿管径路及膀胱区未见明显阳性结石影。腰椎及骨盆骨质未见异常。余未见明显异常。

3.影像学意见:腹部平片未见异常。

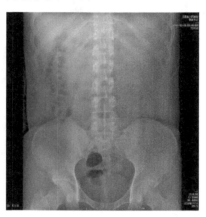

图2-5-1

示例2

1.检查技术:KUB平片+静脉尿路造影。

2.影像学表现:具体如下(图2-5-2)。

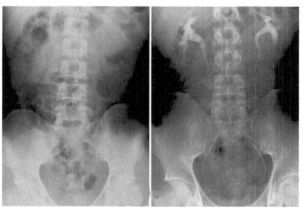

图2-5-2

(1)KUB示:双肾区、输尿管径路及膀胱区未见明显阳性结石影。脏器轮廓正常。

(2)IVP示:两侧肾盂、肾盏及输尿管显影良好,未见积水扩张、充盈缺损及龛影等异常征像。膀胱充盈良好,未见异常。

(3)腰椎及骨盆骨质未见异常,其他未见异常。

3.影像学意见:静脉尿路造影未见明显异常。

示例 3

1.检查技术:腹部平片。

2.影像学表现(图 2-5-3):肠管及脏器轮廓正常。双肾区见多个类圆形、不规则形致密影,边缘清晰,最大为 1.8cm×1.3cm;两侧输尿管径路及膀胱区未见明显阳性结石影。腰椎椎体轻、中度唇样骨质增生,骨盆骨质未见异常。其他未见异常。

3.影像学意见:①双肾多发结石,请结合临床。②腰椎退行性变。

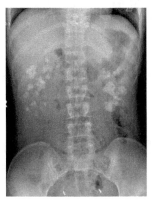

图 2-5-3

示例 4

1.检查技术:腹部平片。

2.影像学表现(图 2-5-4):肠管及脏器轮廓正常。左肾区见一类圆形致密影,边缘清晰,大小约 1.5cm×1.0cm。右肾区、两侧输尿管径路及膀胱区未见明显阳性结石影。腰椎椎体轻、中度唇样骨质增生,骨盆骨质未见异常。其他未见异常。

3.影像学意见:①左肾结石可能,建议进一步检查。②腰椎退行性变。

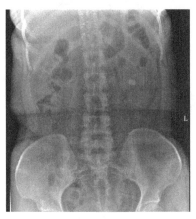

图 2-5-4

示例 5

1.检查技术:腹部平片。

2.影像学表现(图 2-5-5):肠管及脏器轮廓正常。右肾区见鹿角形致密影,边缘清晰,较大的约 3.5cm×1.8cm。左肾区、两侧输尿管径路及膀胱区未见明显阳性结石影。腰椎及骨盆骨质未见异常。其他未见异常。

    3.影像学意见:右肾铸型结石。

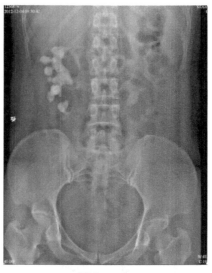

图 2-5-5

示例 6

    1.检查技术:KUB 平片＋静脉尿路造影。

    2.影像学表现:具体如下(图 2-5-6)。

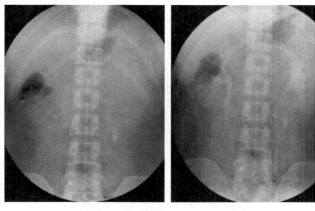

图 2-5-6

    (1)KUB 示:右肾区及两侧输尿管上段(右侧位于第 3 腰椎横突上方,左侧位于第 3 腰椎横突旁)各见一椭圆形致密影,边缘清晰,右肾区和右侧输尿管内致密影大小均为 0.4cm×0.3cm,左侧输尿管上段大小为 1.0cm×0.6cm。左肾区及膀胱区未见明显阳性结石影。

    (2)IVP 示:双肾盂、肾盏及输尿管上段积水扩张,显影较淡,右肾区和两侧输尿管上段各见椭圆形更高密度影;两侧输尿管中、下段显影不佳。膀胱显影良好,未见异常。

    (3)肠管及脏器轮廓正常。腰椎及骨盆骨质未见异常。其他未见异常。

    3.影像学意见:①两输尿管上段结石,并左肾中度积水。②右肾结石。

示例 7

1. 检查技术:KUB 平片。

2. 影像学表现(图 2-5-7):肠管及脏器轮廓正常,左侧输尿管径路上段(位于第 2 腰椎横突旁)见一椭圆形致密影,边缘清晰,大小约 0.7cm×0.5cm。双肾区、右侧输尿管径路及膀胱区未见明显阳性结石影。肠管及脏器轮廓正常。腰椎及骨盆骨质如常。余未见明显异常。

3. 影像学意见:左输尿管上段结石可能,建议进一步检查。

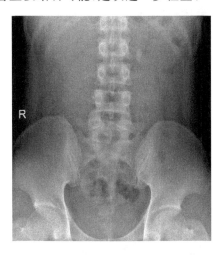

图 2-5-7

示例 8

1. 检查技术:KUB 平片+静脉尿路造影。

2. 影像学表现:具体如下(图 2-5-8)。

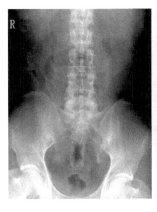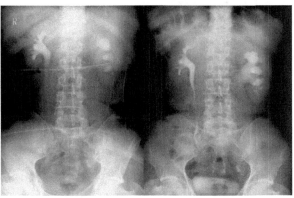

图 2-5-8

(1)KUB 示:左侧输尿管径路下段见两椭圆形致密影,边缘清晰,较大的约 0.7cm×0.5cm。双肾区、右侧输尿管径路及膀胱区未见明显阳性结石影。

(2)IVP 示:左肾盂、肾盏及输尿管上段明显积水扩张,显影尚可,输尿管下段未显影。右肾盂、肾盏及输尿管、膀胱显影良好,未见异常。

(3)肠管及脏器轮廓正常。腰椎椎体轻度唇样骨质增生,骨盆骨质未见异常。

3.影像学意见:①左输尿管下段结石,并左肾盂、肾盏及输尿管上段中度积水。②腰椎退行性变。

示例 9

1.检查技术:KUB平片。

2.影像学表现(图2-5-9):肠管及脏器轮廓正常,肠道准备差,积气明显。膀胱区见两个大小不一的圆形致密影,边缘清晰,可见分层,较大的约1.8cm×1.3cm;双肾区、输尿管径路未见明显阳性结石影。腰椎椎体轻、中度唇样骨质增生,骨盆骨质未见异常。

3.影像学意见:①膀胱多发结石可能,建议进一步检查。②腰椎退行性变。

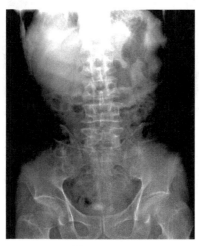

图2-5-9

示例 10

1.检查技术:静脉尿路造影。

2.影像学表现:具体如下(图2-5-10)。

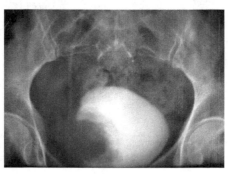

图2-5-10

(1)腹平片:两肾、输尿管径路、膀胱区未见明确异常密度影。

(2)静脉尿路造影:双肾轮廓及肾盂、肾盏显影良好,肾小盏杯口、肾盂显影清晰,未见破坏和变形。右膀胱三角处可见一约5.0cm×3.1cm大小不规则形充盈缺损,其边缘凹凸不平、毛糙。其邻近的输尿管下段亦有波及,管壁僵硬。余输尿管段走行正常,形态未见改变。

3.影像学意见:膀胱癌可能性大,建议临床进一步检查。

第六节　骨和关节系统

骨和关节系统 X 线检查对诊断骨和关节系统疾病非常重要。尽管 CT 与 MRI 不断普及、检查费用不断下降,但 X 线检查仍是其他检查无可替代的。骨和关节系统 X 线检查应重点观察:①骨骼形态、大小、骨皮质、骨密度及附件等是否正常。②有无骨质软化。③有无骨质增生及破坏。④有无骨膜增生。⑤有无骨质坏死。⑥有无骨骼变形。⑦有无骨折线。⑧骨关节面是否模糊、毛糙。⑨关节间隙是否增宽或狭窄。⑩软组织影是否肿胀。以下是不同部位骨和关节系统 X 线检查报告的主要内容。

1.骨与关节外伤 X 线诊断报告应包括:①骨折或关节脱位的部位与名称。②骨折断端移位情况,对位对线情况。③软组织有无积气、异物或肿胀情况。④骨折断端或脱位关节有无骨质破坏或其他骨质改变。

2.关节病变 X 线诊断报告应包括:①关节病变发生部位,如干骺端、骨干或关节。②骨与关节骨质结构有无异常,如有病变应按基本病理变化重点描述。③关节间隙与软组织情况。

3.四肢长骨病变 X 线诊断报告应包括:①病变发生部位及累及范围。②四肢长骨病变基本病理变化情况(应重点描述)。③软组织变化情况。④如果是肿瘤病变,应描述肿瘤生长方式(膨胀性、压迫性或浸润性破坏)及病变与正常骨组织分界线情况。

4.脊柱病变 X 线诊断报告应包括:①脊柱曲度变化情况。②病椎的部位、数目与基本病理变化情况(应重点描述)。③椎间隙改变情况。④软组织特别是椎旁软组织改变情况。

一、骨质未见异常

构成各骨骨质结构完整,无增生及破坏;未见明确骨折线;各小关节未见脱位;软组织未见异常;余未见明显异常。

二、骨/骨质未见异常

骨形态、骨密度正常,未见明确骨质增生及破坏;未见骨折线;软组织正常;关节未见异常;余未见明显异常。

三、关节骨质未见异常

构成关节各骨未见明确骨折现象;未见明确脱位;软组织未见异常;余未见明显异常。

四、左尺桡骨骨质未见异常

左尺桡骨形态、骨密度正常,未见明确骨质增生及破坏;未见骨折线;软组织正常;左肘、腕关节未见异常;余未见明显异常。

五、左/右肱骨骨质未见异常

左/右肱骨形态、骨密度正常,未见明确骨质增生及破坏;未见骨折;软组织正常;左/右肘、肩关节未见异常;余未见明显异常。

六、颈椎骨质未见异常

颈椎生理曲线存在,椎列连续;各椎体与附件形态、骨密度正常;骨质结构完整,未见骨质增生及骨破坏;各椎间隙未见异常狭窄;椎旁软组织未见异常;余未见明显异常。

七、胸椎骨质未见异常

胸椎生理曲线存在;椎列连续;各椎体、附件形态及骨密度未见异常;骨质结构完整;无增生及破坏;各椎间隙未见异常;软组织正常;余未见明显异常。

八、腰椎骨质未见异常

腰椎生理曲线存在,椎列连续;各椎体、附件形态及骨密度正常;骨质结构完整,无增生及破坏;各椎间隙未见异常;软组织正常;余未见明显异常。

九、骶尾椎骨质未见异常

骶尾椎生理曲线存在,椎列连续;各椎体、附件形态及骨密度正常;骨质结构完整,无增生及破坏;各椎间隙未见异常;软组织正常;余未见明显异常。

十、骨盆各骨骨质未见异常

构成骨盆各骨形态、大小、骨密度正常;骨质结构完整,无增生及破坏;未见明确骨折及脱位征象;软组织正常;余未见明显异常。

十一、骨质疏松

组成诸骨骨密度降低,骨皮质变薄,骨小梁稀疏、变细;软组织未见异常;余未见明显异常。

示例1

1. 检查技术:腰椎正侧位摄影。

2. 影像学表现(图2-6-1):腰椎生理曲线存在,椎列连续;各椎体、附件形态及骨密度正常;骨质结构完整,无增生及破坏;各椎间隙未见异常;软组织正常;余未见明显异常。

3. 影像学意见:腰椎骨质未见异常。

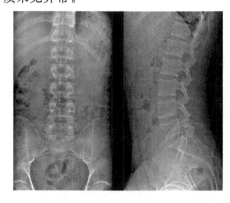

图2-6-1

示例 2

1. 检查技术:腰椎正侧位摄影。

2. 影像学表现(图 2-6-2):原诊"脊柱侧弯矫形术后"。现复查:脊柱呈"S"形弯曲,见内固定钢板、钢钉影,内固定钢板、钢钉未见明确松脱、折断现象;各椎体、附件、椎间隙未见异常;余未见明显异常。

3. 影像学意见:符合脊柱侧弯矫形术后改变。

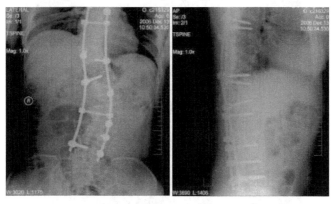

图 2-6-2

示例 3

1. 检查技术:右腕关节侧位摄影。

2. 影像学表现(图 2-6-3):月骨向掌侧移位,余未见明显异常。

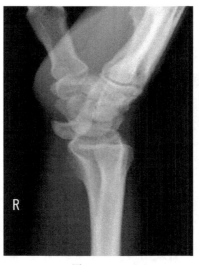

图 2-6-3

3. 影像学意见:右腕月骨脱位。

示例 4

1. 检查技术：右肘关节正侧位摄影。

2. 影像学表现（图 2-6-4）：侧位见右尺、桡骨近端向后移位，尺骨鹰嘴脱离鹰嘴窝；正位见尺、桡骨近端与肱骨远端重叠，关节周围软组织肿胀，余未见明显异常。

3. 影像学意见：右肘关节后脱位。

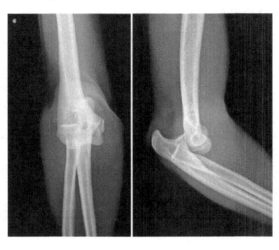

图 2-6-4

示例 5

1. 检查技术：右肩关节正位摄影。

2. 影像学表现（图 2-6-5）：右肱骨头脱离肩胛骨关节盂向前下移位，肱骨头位于喙突下；关节周围软组织肿胀，余未见明显异常。

3. 影像学意见：右肩关节前脱位。

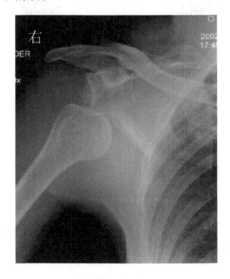

图 2-6-5

示例 6

1.检查技术:骨盆正位摄影。

2.影像学表现(图 2-6-6):左股骨头向外上方脱出,不位于内下区(帕氏方格),申通(Shenton)线不连续;左股骨头骨骺稍小,不规则;左髋臼顶发育不良,左髋臼角加大;余未见明显异常。

3.影像学意见:左髋关节发育不良并先天性左髋关节脱位。

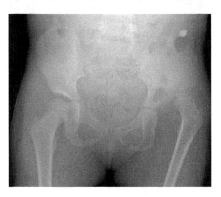

图 2-6-6

示例 7

1.检查技术:左手正斜位。

2.影像学表现(图 2-6-7):左手食指近节指骨中段骨皮质不连续,骨小梁中断;骨折断端对位对线尚可;左手各关节未见脱位;余未见明显异常。

3.影像学意见:左手食指近节指骨骨折。

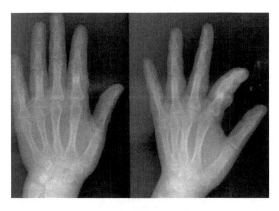

图 2-6-7

示例 8

1.检查技术:右腕关节正侧位。

2.影像学表现(图 2-6-8):右桡骨远端折断;骨折远端向桡背侧稍移位,两折端向掌侧稍成角,下尺桡关节未见分离,尺骨茎突骨折;右腕关节未见脱位;余未见明显异常。

3.影像学意见:右 Colles 骨折。

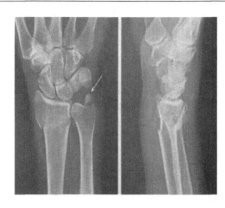

图 2 - 6 - 8

示例 9

1. 检查技术:左肩关节正位摄影。

2. 影像学表现(图 2 - 6 - 9):左锁骨外 1/3 段折断;骨折外侧段向内下移位,骨折两端对线欠佳;左肩关节未见脱位;余未见明显异常。

3. 影像学意见:左锁骨骨折。

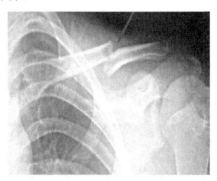

图 2 - 6 - 9

示例 10

1. 检查技术:左肩关节正侧位摄影。

2. 影像学表现(图 2 - 6 - 10):左肱骨颈见骨皮质不连续,骨小梁中断,肱骨远端向前上移位,嵌入肱骨头内,骨折远端对线尚可,对位欠佳;左肩关节未见脱位;余未见明显异常。

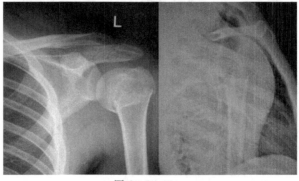

图 2 - 6 - 10

3.影像学意见:左肱骨颈骨折。

示例 11

1.检查技术:右尺、桡骨正侧位摄影。

2.影像学表现(图2-6-11):右尺、桡骨干远1/3段双骨折断;骨折远端对位对线不良;右腕关节未见脱位;余未见明显异常。

3.影像学意见:右尺、桡骨干双骨折。

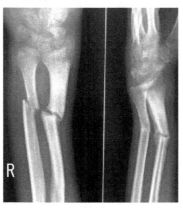

图 2 - 6 - 11

示例 12

1.检查技术:右肘关节正侧位摄影。

2.影像学表现(图2-6-12):右肱骨髁上方横行折断;骨折远端向后上移位,向前稍成角突出;周围软组织肿胀;肘关节未见脱位;余未见明显异常。

3.影像学意见:右肱骨髁上伸展型骨折。

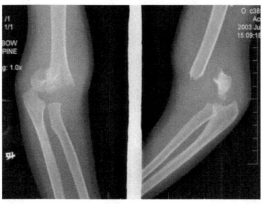

图 2 - 6 - 12

示例 13

1.检查技术:骨盆正位摄影。

2.影像学表现(图2-6-13):左耻骨上支骨皮质不连续,骨小梁中断;骨折内侧端对位对线尚可;未见耻骨联合及左、右骶髂关节分离,双髋关节未见脱位;两髂骨及骶骨未见明确骨折;余未见明显异常。

3.影像学意见:左耻骨上支骨折。

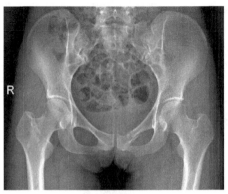

图 2 - 6 - 13

示例 14

1.检查技术:骨盆正位摄影。

2.影像学表现(图 2 - 6 - 14):左股骨颈折断;骨折远端向外上稍移位,骨折两端向外稍成角;左髋关节未见脱位;余未见明显异常。

3.影像学意见:左股骨颈骨折。

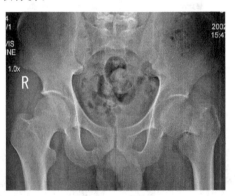

图 2 - 6 - 14

示例 15

1.检查技术:右膝关节正侧位摄影。

2.影像学表现(图 2 - 6 - 15):右髌骨折断分离;折下部髌骨向下移位;右膝关节未见脱

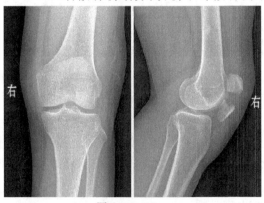

图 2 - 6 - 15

位;周围软组织肿胀,余未见明显异常。

3.影像学意见:右髌骨骨折。

示例 16

1.检查技术:右胫腓骨正侧位摄影。

2.影像学表现(图 2-6-16):右胫骨下 1/3 段螺旋形折断;骨折远端对位对线尚可;右踝、膝关节未见异常;余未见明显异常。

3.影像学意见:右胫骨下 1/3 段螺旋形骨折。

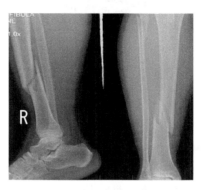

图 2-6-16

示例 17

1.检查技术:左跟骨侧位摄影。

2.影像学表现(图 2-6-17):左足跟骨见多条骨折线;骨折端未见明显移位;左踝关节未见脱位;余未见明显异常。

3.影像学意见:左足跟骨粉碎骨折。

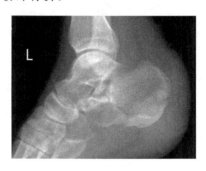

图 2-6-17

示例 18

1.检查技术:左足正斜位摄影。

2.影像学表现(图 2-6-18):左足第 5 跖骨基底部见横行线状透亮影;骨折远端对线对位尚可;其余各骨骨质结构完整,未见明确脱位;余未见明显异常。

3.影像学意见:左足第 5 跖骨基底部骨折。

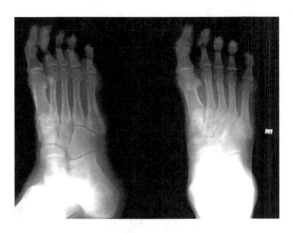

图 2-6-18

示例 19

1.检查技术:腰椎正侧位摄影。

2.影像学表现(图 2-6-19):腰椎生理曲线尚在;第 1 腰椎椎体呈楔形被压缩约 1/3;椎体皮质断裂,以前侧上部明显;两侧腰大肌稍向外突,边缘欠清;余椎体、椎间隙、附件未见异常;余未见明显异常。

3.影像学意见:第 1 腰椎压缩骨折。

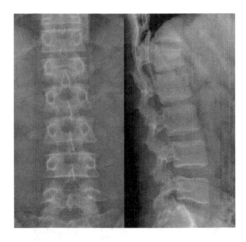

图 2-6-19

示例 20

1.检查技术:右股骨正侧位摄影。

2.影像学表现(图 2-6-20):原诊"骨折内固定术后"。现复查:右股骨中段骨折;骨折远端对位对线良好;骨折处见内固定钢板、钢钉影;内固定钢板、钢钉未见明确松动及折断现象;余未见明显异常。

3.影像学意见:符合右股骨骨折内固定术后改变。

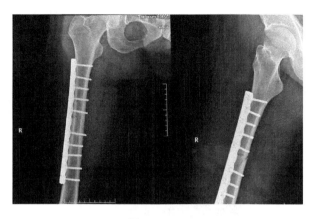

图 2 - 6 - 20

示例 21

1. 检查技术:右膝关节侧位摄影。

2. 影像学表现(图 2 - 6 - 21):原诊"右胫骨平台骨折"。行石膏外固定术后现复查:右胫骨平台骨折行外固定术;可见外固定石膏托影在位,软组织未见明显肿胀;余未见明显异常。

3. 影像学意见:符合右胫骨平台骨折行石膏外固定术后改变。

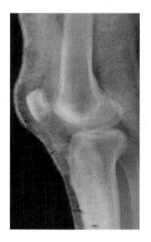

图 2 - 6 - 21

示例 22

1. 检查技术:腰椎侧位摄影。

2. 影像学表现(图 2 - 6 - 22):原诊"第 3 腰椎椎体压缩性骨折"。行内固定术后现复查:腰椎生理曲线变直,椎列连续;第 3 腰椎椎体变扁,被压缩约 1/5;椎体皮质断裂,椎体内见水泥填充影;腰椎内见固定钢板,钢钉影在位,未见明确松脱、折断现象;与上片相比,第 3 腰椎椎体压缩比前明显减小;第 3~5 腰椎体缘见唇刺状骨质增生影;余椎体、椎间隙、附件未见异常;余未见明显异常。

3. 影像学意见:①符合第 3 腰椎椎体压缩性骨折行内固定术后改变。②腰椎退行性变。

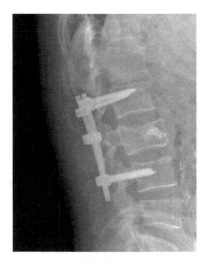

图 2-6-22

示例 23

1.检查技术:腰椎正侧位摄影。

2.影像学表现(图 2-6-23):原诊"第 5 腰椎滑脱"。行 STB 钢板内固定术后现复查:腰椎生理曲度存在;椎列至骶骨处不连续,第 5 腰椎以上椎体向前移位约 0.2cm;见内固定之STB 钢板影,未见明确松动及折断现象;腰椎骨质普遍疏松;第 3~5 腰椎体缘见唇刺状骨质增生影;第 5 腰椎与第 1 骶骨椎间隙呈前后等宽状变窄;第 5 腰椎与第 1 骶骨椎间隙相应椎体终板骨质增生、硬化;余未见明显异常。

3.影像学意见:①第 5 腰椎滑脱行 STB 钢板内固定术后改变。②腰椎退行性变。

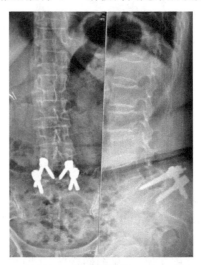

图 2-6-23

示例 24

1.检查技术:右髋关节正位摄影。

2.影像学表现(图 2-6-24):原诊"右髋关节置换术后"。现复查:置换关节位于关节腔内,未见明确松脱及折断现象,未见明确骨质疏松、破坏;余未见明显异常。

3.影像学意见:符合关节置换术后改变。

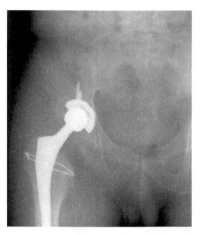

图 2-6-24

示例 25

1.检查技术:颈椎正侧位摄影。

2.影像学表现(图 2-6-25):颈椎生理曲度尚在,椎列连续;颈椎第4~7椎体缘见唇状骨质增生影,C_5 与 C_6 前缘较明显;余椎体及各附件形态、大小正常,各椎间隙未见异常狭窄;软组织未见明显异常;余未见明显异常。

3.影像学意见:颈椎退行性改变。

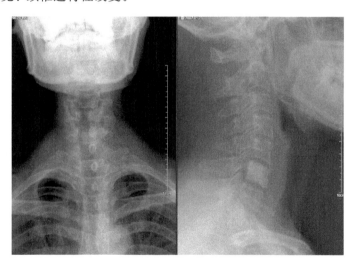

图 2-6-25

示例 26

1.检查技术:腰椎侧位摄影。

2.影像学表现(图 2-6-26):腰椎生理曲度存在;椎列连续;L_2~L_5 椎体缘见轻度唇状骨质增生影;余椎体、附件及椎间隙未见异常;软组织未见异常;余未见明显异常。

3.影像学意见:L₂~L₅椎骨轻度骨质增生。

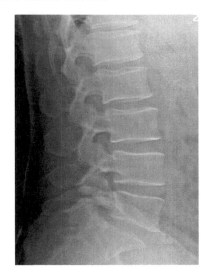

图 2-6-26

示例 27

1.检查技术:腰椎正侧位摄影。

2.影像学表现(图 2-6-27):腰椎生理曲度变直;椎列连续;各椎体缘均见不同程度唇刺状骨质增生影;各附件骨质、结构未见异常;各椎间隙未见狭窄;软组织未见异常;余未见明显异常。

3.影像学意见:腰椎退行性变。

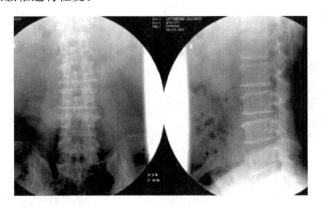

图 2-6-27

示例 28

1.检查技术:腰椎侧位摄影。

2.影像学表现(图 2-6-28):侧位示第 5 腰椎椎弓见一透光线条状影;L₅~S₁ 椎间隙变窄,L₅ 椎体向前滑脱约 0.3cm(约移 1/5);余未见明显异常。

3.影像学意见:第 5 腰椎峡部骨不连,L₅ 椎体向前Ⅰ度滑脱。

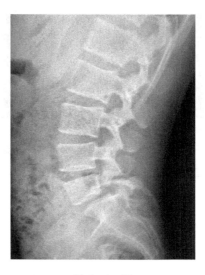

图 2 - 6 - 28

示例 29

1.检查技术:双膝关节正位摄影。

2.影像学表现(图 2 - 6 - 29):构成双膝关节各骨关节缘见唇状骨质增生影,髁间突变尖;关节面增生、变白;关节间隙不对称狭窄;周围软组织未见明确钙化影;余未见明显异常。

3.影像学意见:双侧膝关节退行性变。

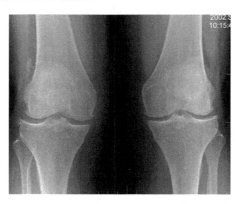

图 2 - 6 - 29

示例 30

1.检查技术:双膝关节正位摄影。

2.影像学表现(图 2 - 6 - 30):构成双膝关节各骨关节缘见轻度唇状骨质增生影,髁间突变尖;关节面光整,见轻度骨质增生硬化现象;关节间隙狭窄,未见明确游离体;周围软组织未见明确钙化影;余未见明显异常。

3.影像学意见:双膝关节退行性骨关节病。

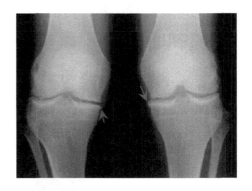

图 2-6-30

示例 31

1.检查技术:右跟骨侧位摄影。

2.影像学表现(图 2-6-31):右跟骨后缘、下缘骨质硬化;下缘见骨刺形成;软组织未见异常;余未见明显异常。

3.影像学意见:右足跟骨骨刺形成,请结合临床。

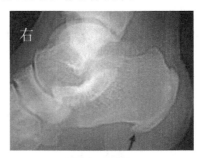

图 2-6-31

示例 32

1.检查技术:骨盆正位摄影。

2.影像学表现(图 2-6-32):右侧股骨头变扁;右侧股骨头见小囊状骨质破坏区,边缘不清,密度不均。右侧髋关节间隙变窄,其相应关节面见骨质增生硬化,余骨盆组成各骨及软组

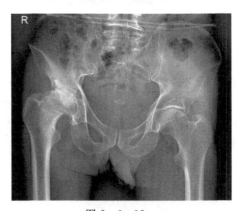

图 2-6-32

织未见异常。

3.影像学意见:右股骨头无菌性坏死可能;建议进一步检查。

<h3 style="text-align:center">示例 33</h3>

1.检查技术:骨盆正位摄影。

2.影像学表现(图 2-6-33):双侧股骨头变扁,股骨颈缩短变形;双侧股骨头见小囊状骨质破坏区及斑点状骨质增生影;双侧髋关节关节间隙变窄,其相应关节面见骨质增生硬化现象,以外上部明显;骨盆余骨及软组织未见异常。

3.影像学意见:双股骨头无菌性坏死并双髋关节退行性骨关节病。

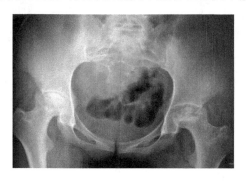

图 2-6-33

<h3 style="text-align:center">示例 34</h3>

1.检查技术:左侧股骨正侧位摄影。

2.影像学表现(图 2-6-34):左侧股骨干增粗变形,骨密度增高,骨皮质增厚,骨髓腔变窄。余未见明显异常。

3.影像学意见:左股骨慢性骨髓炎。

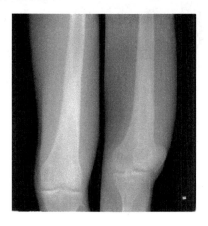

图 2-6-34

<h3 style="text-align:center">示例 35</h3>

1.检查技术:左手正斜位摄影。

2.影像学表现(图 2-6-35):左手指间关节周围软组织轻度肿胀;关节邻近骨质疏松,关节面模糊;部分关节间隙狭窄;各腕骨骨质疏松,边缘不清,见斑点状及小囊状密度减低骨质破坏区;余未见明显异常。

3.影像学意见:左腕类风湿关节炎可能,请结合临床进一步检查。

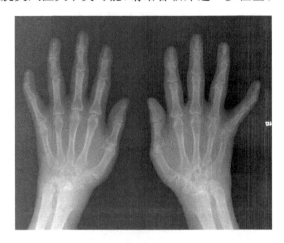

图 2-6-35

示例 36

1.检查技术:左手正斜位摄影。

2.影像学表现(图 2-6-36):左手指间关节周围软组织肿胀;关节邻近骨质疏松,关节面模糊、不整,见斑点状及小囊状密度减低骨质破坏区;关节间隙狭窄;以第 1～4 指中、远侧指间关节明显,呈半脱位状;各腕骨骨质疏松,边缘不清,见斑点状及小囊状密度减低骨质破坏区;余未见明显异常。

3.影像学意见:左手类风湿关节炎可能,请结合临床。

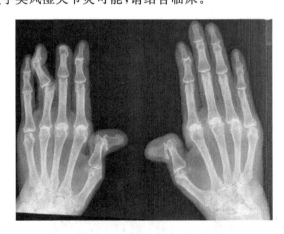

图 2-6-36

示例 37

1.检查技术:双手、双足正位摄影。

2.影像学表现(图 2-6-37):双足、双手软组织肿胀,靠近小关节处见类圆形小结节影;各小关节周围见大量边缘锐利的小囊状、穿凿样圆形骨缺损,骨缺损区边缘翘起突出,以第 5 跖指关节内侧较明显;病灶周围骨质疏松不明显,部分骨破坏边缘致密,伴骨刺形成,区内见密度不均匀的斑点或斑片状高密度影；各末节指骨、趾骨见不同程度的骨质破坏、吸收，部分严重者有骨形态改变；各指间关节见不同程度破坏，软骨间隙变窄，关节面不规则，骨端骨硬化。

3.影像学意见：痛风性骨关节炎。

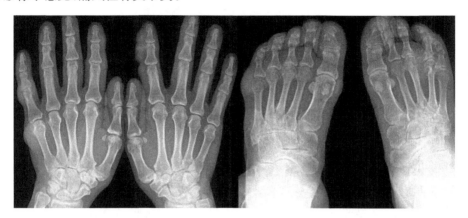

图 2-6-37

示例 38

1.检查技术：腰椎正侧位、骨盆正位摄影。

2.影像学表现（图 2-6-38）：腰椎生理曲度存在，椎列连续，各椎体呈"方形椎"；各椎体缘见不同程度唇刺状骨质增生影，见竹节状骨桥形成；各椎弓小关节面模糊、粗糙；双侧骶髂关节面模糊，关节面狭窄，余未见明显异常。

3.影像学意见：符合强直性脊柱炎改变，请结合临床。

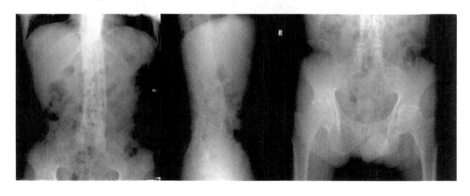

图 2-6-38

示例 39

1.检查技术：骨盆正位摄影。

2.影像学表现（图 2-6-39）：两侧骶髂关节之髂骨侧见三角形密度增高影，以中下部明显；关节间隙未见明确狭窄；软组织未见肿胀；余未见明显异常。

3.影像学意见：符合两侧致密性髂骨炎改变，请结合临床。

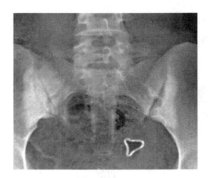

图 2 - 6 - 39

示例 40

1.检查技术:左侧膝关节正侧位摄影。

2.影像学表现(图 2 - 6 - 40):左侧胫前结节见游离小骨片,大小约 0.3cm×0.5cm;局部骨密度不均,见密度减低区;胫骨结节下方与骨干轻度分离;局部软组织肿胀;余未见明显异常。

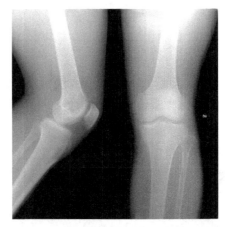

图 2 - 6 - 40

3.影像学意见:左胫骨结节骨软骨炎。

示例 41

1.检查技术:左侧肱骨正侧位摄影。

2.影像学表现(图 2 - 6 - 41):左肱骨上段见一约 4.0cm×3.8cm 骨质破坏区,边缘清晰;

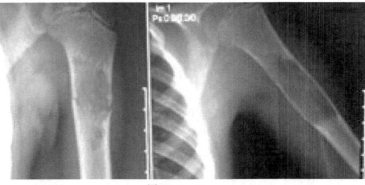

图 2 - 6 - 41

周边见硬化边缘;病灶位于肱骨中央,横向生长不明显,向外稍膨胀;骨皮质变薄,见横形断裂;余未见异常。

3.影像学意见:左肱骨上段骨囊肿合并病理性骨折,建议进一步检查。

示例 42

1.检查技术:左侧胫骨正侧位摄影。

2.影像学表现(图2-6-42):左胫骨远端偏于外侧见一大小约1.8cm×2.3cm的透亮区,边缘清晰,见硬化边,呈膨胀性生长;软组织未见异常;余未见明显异常。

3.影像学意见:左胫骨远端非骨化性纤维瘤可能性大,建议临床进一步检查。

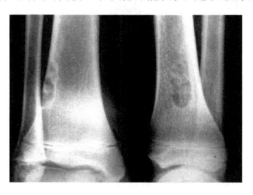

图 2-6-42

示例 43

1.检查技术:右手正侧位摄影。

2.影像学表现(图2-6-43):右手掌指骨体部见多个类圆形骨破坏区,呈膨胀性生长,边缘清晰,其内见点片状密度增高影,见硬化边,内侧骨皮质不连续;软组织未见异常;余未见明显异常。

3.影像学意见:右手掌指骨多发性内生软骨瘤可能性大,建议临床进一步检查。

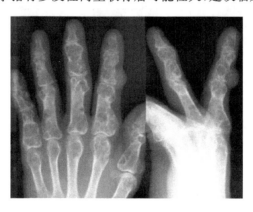

图 2-6-43

示例 44

1.检查技术:右侧股骨正侧位摄影。

2.影像学表现(图2-6-44):右股骨下端内侧见一宽基底骨突起;基底部骨皮质及骨小梁与母骨相连续;顶部密度稍低;病灶呈背离关节生长;软组织未见肿胀;余未见明显异常。

3.影像学意见:右股骨下端骨软骨瘤可能性大,建议临床进一步检查。

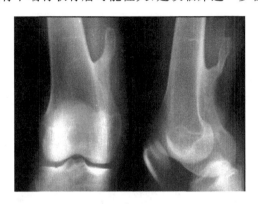

图 2-6-44

示例 45

1.检查技术:右侧股骨正侧位摄影。

2.影像学表现(图 2-6-45):右股骨下段干骺端见多个囊状皂泡样骨质破坏区,病灶以后侧部明显,呈偏心性生长,边缘无硬化;病灶横径大于纵径,关节面尚连续;局部骨皮质变薄;未见明确钙化影;软组织未见肿胀;余未见明显异常。

3.影像学意见:右股骨下段骨巨细胞瘤可能性大,建议临床进一步检查。

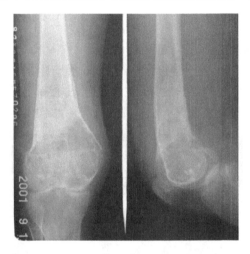

图 2-6-45

示例 46

1.检查技术:左侧胫腓骨正侧位摄影。

2.影像学表现(图 2-6-46):左侧胫骨干骺端可见斑片状和日晕状密度增高影,边缘模糊,骨干边缘似可见层状骨膜反应;余骨未见明确异常;关节间隙未见异常;周围软组织肿胀。

3.影像学意见:左胫骨骨肉瘤可能性大,建议临床进一步检查。

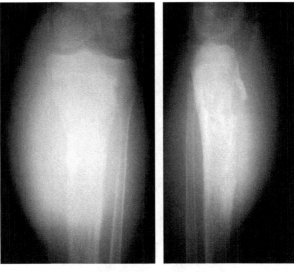

图 2-6-46

第七节　五　官

头颅平片X线诊断报告应包括：①头颅大小与形态是否正常。②颅骨内外板与板障厚度与密度情况。③颅缝与囟门有无异常。④脑回压迹有无增多、增深。⑤颅板血管压迹有无异常。⑥蝶鞍大小、形态、骨质有无异常。⑦颅内有无生理或病理性钙化，其位置、形态、大小、数目如何。⑧头颅软组织情况。

鼻旁窦X线诊断报告应包括：①各组窦腔发育是否正常。②各窦腔大小、形态、密度有无异常，黏膜有无增厚，有否气液平面。③鼻腔与眼眶情况。④窦腔是否存在占位性病变。

乳突X线诊断报告应包括：①乳突类型（气化型、板障型、硬化型），气房大小及密度。②鼓窦入口与鼓窦区有无扩大或骨质破坏。③鼓室、天盖、乙状窦骨质情况。④内、外耳道情况。⑤周围组织骨质结构情况。

眼眶X线诊断报告应包括：①眶窝大小与形态是否正常。②眶壁骨质结构。③眶内软组织密度有无异常改变。④眶裂、视神经孔形态、大小及骨壁情况。⑤周围鼻旁窦与颅内情况。

下颌骨X线诊断报告应包括：①下颌骨骨质有无异常情况。②牙槽有无病变情况。③软组织情况。

示例 1

1.检查技术：头颅正侧位摄影。

2.影像学表现（图 2-7-1）：颅骨内外板连续，未见明确骨质疏松、破坏及增生现象；未见明确骨折线；余未见明显异常。

3.影像学意见：颅骨骨质未见异常。

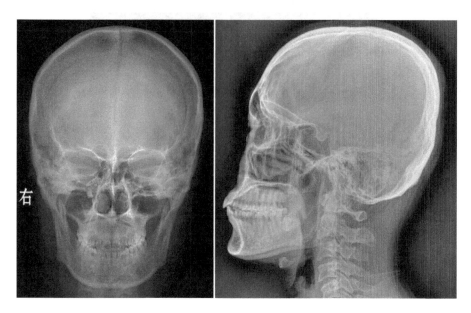

图 2-7-1

示例 2

1.检查技术:鼻窦华氏位摄影。

2.影像学表现(图 2-7-2):双侧上颌窦气化良好,密度均匀,窦壁光整;额窦、后组筛窦未见异常;余未见明显异常。

3.影像学意见:鼻旁窦未见异常。

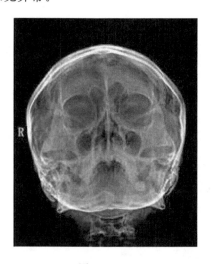

图 2-7-2

示例 3

1.检查技术:双侧乳突许氏位摄影。

2.影像学表现(图 2-7-3):双侧乳突呈气化型,气房分化良好,房间隔清晰,未见异常密度影;双侧乳突尖正常。

3.影像学意见:双侧乳突未见异常。

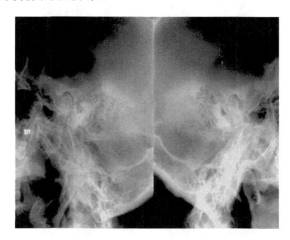

图 2-7-3

示例 4

1.检查技术:头颅侧位摄影。

2.影像学表现(图 2-7-4):鼻咽顶后壁软组织密度均匀,边缘光滑,厚度<1.8cm;气道未见受压变形;余未见异常。

3.影像学意见:腺样体未见异常。

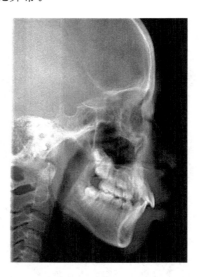

图 2-7-4

示例 5

1.检查技术:鼻窦华氏位摄影。

2.影像学表现(图 2-7-5):左上颌窦下部见密度增高影,边缘清晰,周围有透亮带;右上颌窦气化尚可,密度均匀,窦壁光整;其余各鼻旁窦未见异常;余未见明显异常。

3.**影像学意见**:左上颌窦囊肿可能,建议进一步检查。

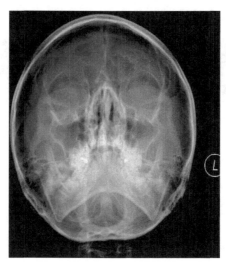

图 2-7-5

示例 6

1.**检查技术**:头颅正位摄影。

2.**影像学表现**(图 2-7-6):双上颌窦近外侧壁透光度减低,窦壁骨质未见破坏现象;余鼻旁窦未见异常;余未见明显异常。

3.**影像学意见**:双上颌窦黏膜肥厚可能,建议行 CT 检查。

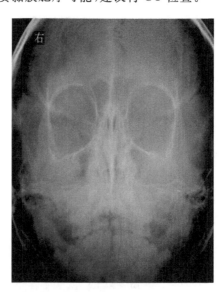

图 2-7-6

示例 7

1.**检查技术**:头颅侧位摄影。

2.**影像学表现**(图 2-7-7):鼻咽顶后壁软组织增厚,密度均匀,边缘光滑,厚度约 1.8cm,

气道明显受压变窄;余未见异常。

　　3.影像学意见:腺样体肥大。

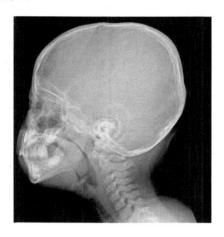

图 2-7-7

第八节　透视和其他造影

一、心肺未见异常

　　胸部透视:两肺野未见明确实变影;两膈面光整,肋膈角锐利;心影大小、形态未见异常;主动脉未见延长、纡曲及扩张,主动脉结未见向左突出;余未见明显异常。

二、胸腹部未见异常

　　胸腹透视:两肺野未见明确异常密度影;两膈面光整,肋膈角锐利;心影大小、形态未见异常;腹内见少许积气肠管影,未见明确液气平面影;双膈下未见明确游离气体影;余未见明显异常。

三、腹部透视未见异常

　　腹部透视:腹内见少许积气肠管影,未见明确液气平面影;双膈下未见明确游离气体影;余未见明显异常。

示例 1

　　1.检查技术:"T 管"造影术。

　　2.影像学表现(图 2-8-1):右上腹平片未见明确阳性结石影;经 T 管注入适量造影剂示胆囊缺如,胆总管、肝总管、左右侧肝胆管均清楚显影,未见明确狭窄和扩张,未见明确充盈缺损影;造影剂经胆肠吻合口进入肠道系统,未见明确梗阻和狭窄;余未见明显异常。

　　3.影像学意见:"T 管"造影未见异常。

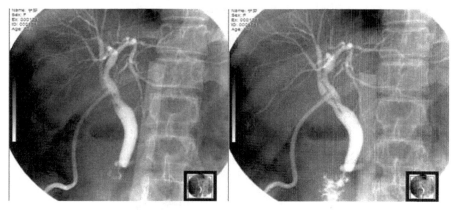

图 2 - 8 - 1

示例 2

1. 检查技术:椎管造影术。

2. 影像学表现(图 2 - 8 - 2):穿刺成功后注入适量造影剂,造影剂通过通畅,未见明确梗阻和充盈缺损影;神经根未见明确截断现象;余未见明显异常。

3. 影像学意见:椎管造影未见异常。

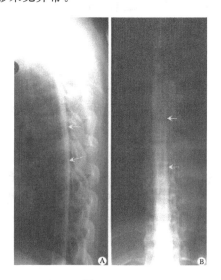

图 2 - 8 - 2

示例 3

1. 检查技术:子宫输卵管造影术。

2. 影像学表现(图 2 - 8 - 3):子宫宫腔呈三角形,内壁光滑、整齐,大小正常;输卵管走行柔顺正常,边缘规则,未见变细、狭窄等异常征像;造影剂从输卵管伞部排出,进入盆腔并迷散;其他未见异常。

3. 影像学意见:子宫输卵管造影未见异常。

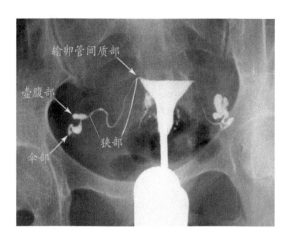

图 2 - 8 - 3

示例 4

1. 检查技术：子宫输卵管造影术。

2. 影像学表现（图 2 - 8 - 4）：子宫大小、形态不规则，左侧输卵管未见显影，右侧输卵管显影，输卵管近端走行可；24 小时后摄片盆腔内未见造影剂涂布，右侧输卵管内见少量造影剂残留；两侧骶髂关节关节面光整，关节间隙存在。

3. 影像学意见：两侧输卵管不通，请结合临床。

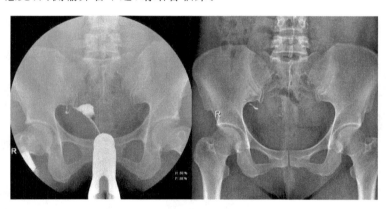

图 2 - 8 - 4

示例 5

1. 检查技术：支气管碘油造影术。

2. 影像学表现（图 2 - 8 - 5）：（病人仰卧于诊断床上，气管插管成功后，分别把管头置于左右侧支气管开口处，注入造影剂）见左侧中下叶支气管呈囊状或柱状扩张（其中中叶以囊状扩张为主，下叶以柱状扩张为主），右侧支气管各分支形态及走行未见明显异常。

3. 影像学意见：左下肺支气管扩张。

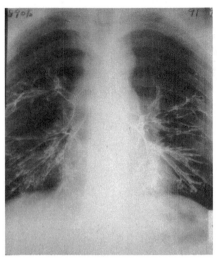

图 2 - 8 - 5

示例 6

1. 检查技术:瘘管造影术。

2. 影像学表现(图 2 - 8 - 6):左肾切开取石术后,左肾肾盂可见造瘘管和输尿管 D - J 管;右肾肾盂、输尿管内可见支架管;右肾可见残留结石,左肾肾盂积水扩张;左侧回肠代输尿管通畅,吻合口无狭窄;膀胱内可见造影剂,形态正常。

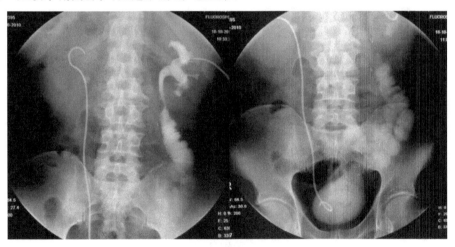

图 2 - 8 - 6

3. 影像学意见:瘘管造影术后改变。

第三章 CT 诊断报告

CT 检查所要观察的内容比常规 X 线观察的内容要多,近几年,大中型医院新增多排螺旋 CT 的临床应用,其增强前后要观察的层面较多,如果同一层面采用不同窗位进行观察,其内容就相当多。因此,书写报告的医师不可能也没有必要对所观察过的全部内容做所有阴性或阳性的叙述,仅对重要阳性或阴性内容进行描述即可。

第一节 头 颅

颅脑 CT 诊断报告的书写应注意以下几种情况。

(1)颅骨骨质是否有破坏或吸收。

(2)脑沟、脑池有无变窄、增宽。

(3)脑回、脑灰质与脑白质情况。

(4)脑室大小、形态、位置是否正常,有无移位。

(5)中线结构是否移位,如发现病灶则应重点描述其发生部位、外形、累及范围、境界、增强前后密度或信号变化等情况。

示例 1

1.检查技术:头颅 CT 平扫。

2.影像学表现(图 3-1-1):双侧大脑半球对称,灰白质对比正常,未见局灶性密度异常,

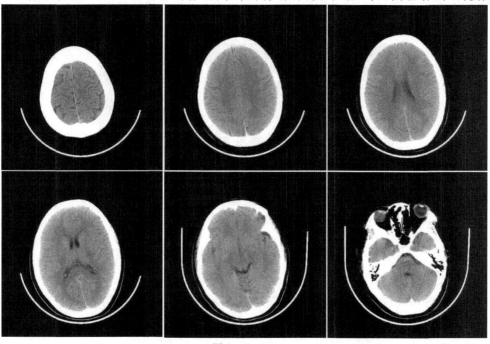

图 3-3-1

各脑室、脑池大小形态正常,中线结构居中,幕下小脑、脑干无异常。

3. 影像学意见:颅内 CT 平扫未见明显异常。

示例 2

1. 检查技术:头颅 CT 平扫。

2. 影像学表现(图 3-1-2):于双侧基底节区可见多发圆点状低密度区,病变边界清楚,周围无水肿,无占位表现;中线结构居中,余脑实质内未见明显异常密度。

3. 影像学意见:双侧基底节区多发腔隙性脑梗死可能性大。

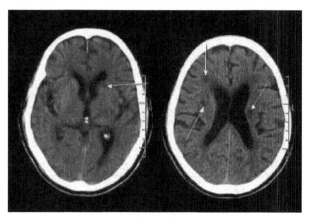

图 3-1-2

示例 3

1. 检查技术:头颅 CT 平扫。

2. 影像学表现(图 3-1-3):头颅平扫示左侧基底节区可见片状低密度区,呈三角形,边界尚清,有轻度占位表现,中线结构轻度右移;余颅内未见明显异常密度。

3. 影像学意见:左侧基底节区低密度,脑梗死可能性大。

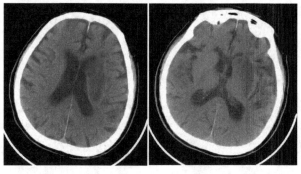

图 3-1-3

示例 4

1. 检查技术:头颅 CT 平扫。

2. 影像学表现(图 3-1-4):头颅平扫示右侧额颞顶叶内见一片状低密度区,病灶呈矩形,边界清楚,同时累及灰质及白质,脑沟未见增宽,侧脑室未见增大,中线结构未见明显移位。

3. 影像学意见:右侧额颞顶叶低密度,陈旧性脑梗死可能性大。

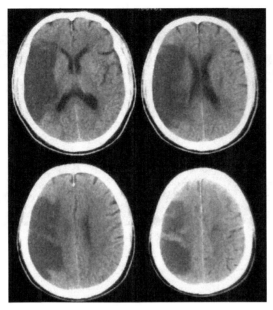

图 3-1-4

示例 5

1.检查技术:头颅 CT 平扫。

2.影像学表现(图 3-1-5):右侧基底节区可见一约 2.1cm×3.5cm 大小密度均匀的卵圆形高密度影,CT 值约 65HU,余脑实质未见异常;右侧侧脑室及局部脑沟受压变窄,中线结构居中,颅骨未见异常;余无殊。

3.影像学意见:右侧基底节区脑出血。

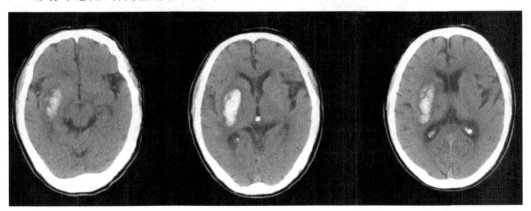

图 3-1-5

示例 6

1.检查技术:头颅 CT 平扫。

2.影像学表现(图 3-1-6):左侧丘脑可见一密度均匀的卵圆形高密度影,大小约 3.4cm×1.8cm,CT 值约 75HU,左侧侧脑室可见斑片状高密度影;余脑实质未见异常,脑室系统无殊,中线结构轻度向右偏移,余未见明显异常。

3.影像学意见:左侧丘脑脑出血破入脑室系统。

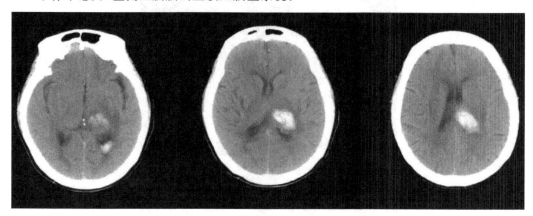

图 3-1-6

示例 7

1.检查技术:头颅 CT 平扫。

2.影像学表现(图 3-1-7):右侧基底节区可见一大小约 1.9cm×3.0cm 密度均匀的卵圆形高密度影,CT 值约 55HU,边缘模糊,周围可见低密度水肿影,余脑实质未见异常;右侧侧脑室及局部脑沟受压变窄,中线结构轻度左偏,颅骨未见异常,余无殊。以上占位征象较前片比较已有好转。

3.影像学意见:右侧基底节区脑出血(吸收期),建议随诊。

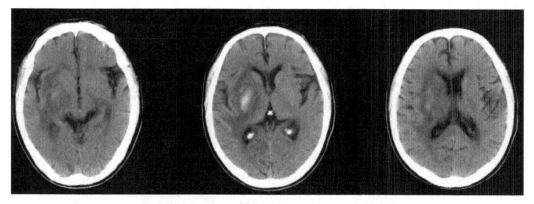

图 3-1-7

示例 8

1.检查技术:头颅 CT 平扫。

2.影像学表现(图 3-1-8):于右侧额颞部颅骨内板下方可见一新月形高密度影,CT 值为 78HU,密度均匀,边界清楚,有轻度占位征象,同侧侧脑室轻度受压变形,中线结构向对侧轻度移位,骨窗条件下未见明显骨折;右侧颞顶部软组织肿胀。

3.影像学意见:①右侧额颞部硬膜下血肿。②右侧颞顶部软组织肿胀。

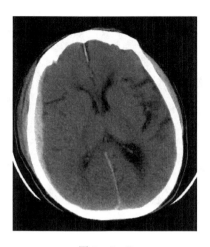

图 3-1-8

示例 9

1. 检查技术：头颅 CT 平扫。

2. 影像学表现（图 3-1-9）：双侧外侧裂池、环池、基底池、纵裂池及小脑幕增宽，呈高密度，脑室系统变小，脑沟变窄，密度增高，中线结构居中，余无特殊。

3. 影像学意见：结合临床，考虑蛛网膜下腔出血可能性大。

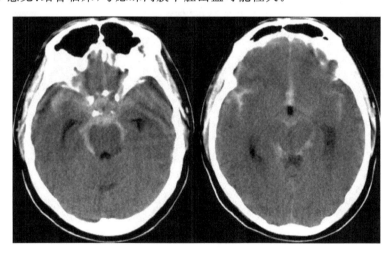

图 3-1-9

示例 10

1. 检查技术：头颅 CT 平扫。

2. 影像学表现（图 3-1-10）：双侧大脑半球对称，脑实质内未见明显局灶性密度异常，幕上脑室系统轻（中）度扩大，中线结构居中，脑沟、脑池蛛网膜下腔稍增宽，脑回变小。

3. 影像学意见：脑萎缩。

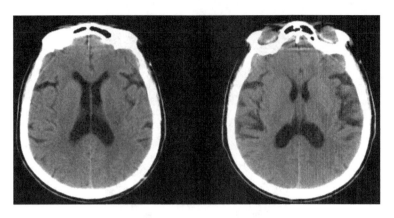

图 3-1-10

示例 11

1. 检查技术：头颅 CT 平扫＋增强。

2. 影像学表现(图 3-1-11)：于左额颞叶内可见一占位性病变，大小约 3.3cm×3.6cm，平扫呈等低混杂密度，中央为低密度，周围脑组织水肿呈低密度；增强扫描后呈均匀环形强化，环内壁光滑，厚薄均匀一致，周围水肿无强化，侧脑室受压变形，中线结构向右侧偏移。

3. 影像学意见：左侧额颞叶占位性病变，脑脓肿可能性大，建议抗炎后复查。

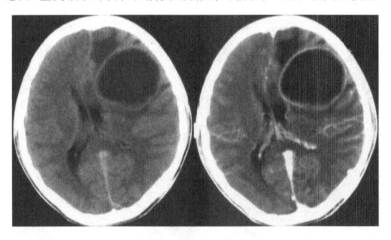

图 3-1-11

示例 12

1. 检查技术：头颅 CT 平扫＋增强。

2. 影像学表现(图 3-1-12)：右颞顶叶可见一异常密度区，平扫呈高低混杂密度，可见少量钙化影；增强扫描后其内可见条状或蚯蚓状高密度血管影，为纤曲的强化血管影，见粗大的供血动脉及引流静脉；病灶位置较表浅，占位征象不明显，中线结构居中，脑室及脑池系统未见异常。

3. 影像学意见：右颞顶叶病灶，脑动静脉畸形(AVM)可能性大，建议临床进一步检查。

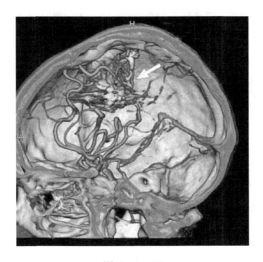

图 3-1-12

示例 13

1. 检查技术：头颅 CT 平扫＋增强。

2. 影像学表现（图 3-1-13）：矢状面定位像示蝶鞍扩大，横断面鞍内及鞍上可见类圆形实性占位性病变，大小约 2cm×1.5cm，边界清楚，平扫呈等密度，CT 值为 38HU，密度均匀；增强扫描后有轻中度均匀强化，CT 值为 45HU，垂体柄受压显示不清，视交叉受压，鞍上池变形。

3. 影像学意见：鞍内及鞍上占位性病变，垂体腺瘤可能性大，建议临床进一步检查。

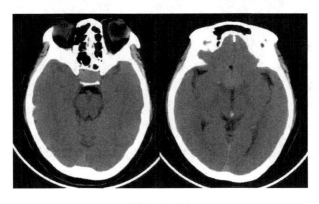

图 3-1-13

示例 14

1. 检查技术：头颅 CT 平扫＋增强。

2. 影像学表现（图 3-1-14）：鞍上区可见一类圆形囊实性肿块影，大小约 3.2cm×4.0cm，平扫呈低密度，边界清楚，可见壳样、条索状高密度钙化，囊内可见分层现象，下方为少量更高密度影；增强扫描病灶呈环形强化，三脑室前下部受压，三脑室后部及侧脑室扩张积水。

3. 影像学意见：鞍上区占位性病变，颅咽管瘤可能性大，建议临床进一步检查。

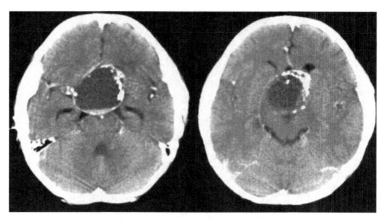

图 3-1-14

示例 15

1. **检查技术**:头颅 CT 平扫＋增强。

2. **影像学表现**(图 3-1-15):于颅内左侧额部见一椭圆形占位性病变,大小约 1.5cm×2.6cm,边界清楚,平扫呈高密度,CT 值为 45HU,密度欠均匀,其内可见少量条索状钙化,病灶呈宽基底,与颅骨相连,周围脑组织受压,未见明显水肿;增强扫描后病变呈均匀明显强化,CT 值为 60HU,可见脑膜尾征,中线结构居中。

3. **影像学意见**:左侧额部占位性病变,脑膜瘤可能性大,建议临床进一步检查。

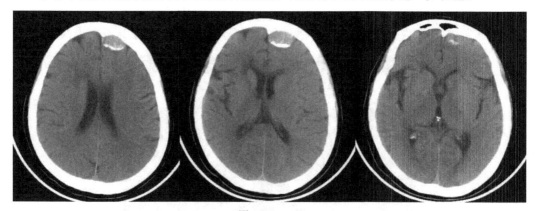

图 3-1-15

示例 16

1. **检查技术**:头颅 CT 平扫＋增强。

2. **影像学表现**(图 3-1-16):于左侧桥脑小脑角区见一不规则形占位性病变,病变以内听道为中心生长,大小约 2.3cm×2.8cm,边界清楚,平扫呈低密度,CT 值为 29HU,其内密度欠均匀,可见更低密度区,考虑为内部囊变所致;增强扫描后病变实性部分呈明显强化,CT 值为 55HU,囊变部分不强化,骨窗条件下见同侧内听道口扩大,骨质破坏,同侧桥脑小脑角池未见扩大,桥脑受压,余未见明显异常。

3. **影像学意见**:左侧桥脑小脑角区占位性病变,听神经鞘瘤可能性大,建议临床进一步检查。

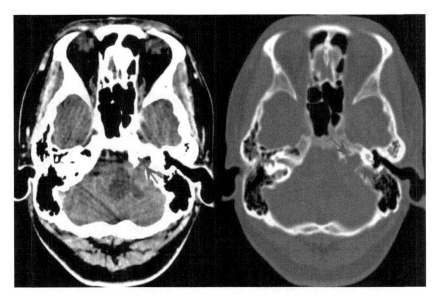

图 3-1-16

示例 17

1.检查技术:头颅 CT 平扫＋增强。

2.影像学表现(图 3-1-17):CT 平扫见左侧丘脑类圆形肿块,大小约 3.1cm×3.0cm,呈稍高密度,密度均匀,未见液化坏死及钙化,CT 值为 35HU,无明显灶周水肿,边界欠清楚,占位效应明显,第三脑室及侧脑室扩大;增强扫描肿瘤轻度强化,水肿不强化,中线结构偏向右侧,余未见明显异常。

3.影像学意见:左侧丘脑占位性病变,Ⅰ～Ⅱ级星形细胞瘤可能性大,建议临床进一步检查。

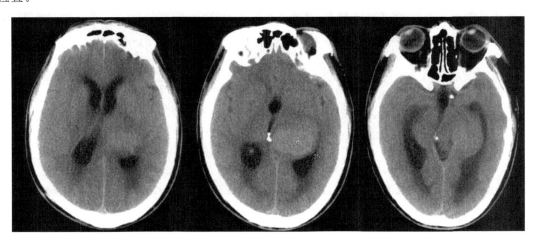

图 3-1-17

示例 18

1.检查技术:头颅 CT 平扫＋增强。

2.**影像学表现**(图 3-1-18):于右侧额颞叶见一椭圆形的占位性病变,大小约 3.2cm×4.6cm,边缘不清楚,平扫呈不均匀等低密度,中心可见更低密度区,中心周围脑组织水肿明显;增强扫描后肿瘤呈不规则环形强化,周围水肿不强化,中线结构明显左移,右侧侧脑室变形移位,局部脑沟变浅,余未见明显异常。

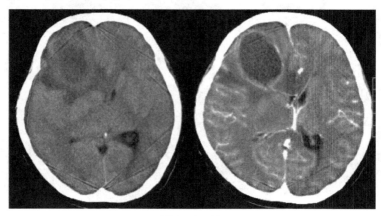

图 3-1-18

3.**影像学意见**:右侧额颞叶占位性病变,Ⅲ~Ⅳ级星形细胞瘤可能性大,建议临床进一步检查。

示例 19

1.**检查技术**:头颅 CT 平扫+增强。

2.**影像学表现**(图 3-1-19):于左侧额顶叶见一占位性病变,大小约 3.3cm×3.6cm,边界欠清,平扫为混杂密度,其中可见斑点状高密度钙化影,病灶周围有轻度低密度水肿区,占位征象较轻,局部脑沟变浅;增强扫描后病灶轻度强化,中线结构居中,余未见明显异常。

3.**影像学意见**:左额顶叶占位性病变,少突胶质细胞瘤可能性大,建议临床进一步检查。

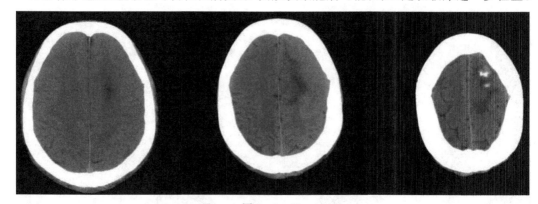

图 3-1-19

示例 20

1.**检查技术**:头颅 CT 平扫+增强。

2.**影像学表现**(图 3-1-20):于后颅窝中线处,相当于小脑蚓部有一类圆形占位性病变,大小约 4.3cm×5.6cm,平扫为等密度,CT 值为 32HU,病灶突入第四脑室,病灶周围可见少量低密度水肿;增强扫描病灶明显强化,CT值为55HU,第四脑室向前移位变形,幕上脑室明显扩张积水。

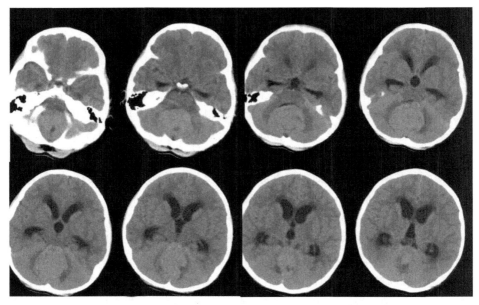

图 3 - 1 - 20

3.影像学意见:①小脑蚓部占位性病变,髓母细胞瘤可能性大,建议临床进一步检查。②梗阻性脑积水。

示例 21

1.检查技术:头颅CT平扫+增强。

2.影像学表现(图3-1-21):于脑内右侧颞顶叶可见一类圆形病变,平扫呈等密度,密度较均匀,病灶周围大片状水肿;增强扫描后病灶呈不规则环状及小结节状强化,周围水肿无强

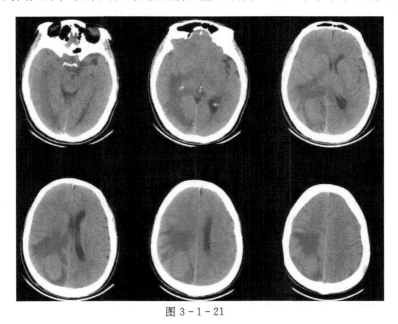

图 3 - 1 - 21

化,中线结构向左侧偏移。

3.影像学意见:颅内占位性病变,脑转移瘤可能性大,建议临床进一步检查。

第二节　五官和颈部

五官和颈部 CT 诊断报告根据扫描部位的不同,其描述的内容有所差异。

1.眼眶:①眶壁骨质结构如眶顶、眶底、眶内外骨壁是否完整。②眶裂与视神经管是否有骨质破坏。③眼球大小、形态与内部结构是否正常。④视神经是否有压迫。⑤眼外肌与眶内脂肪间隙是否正常。⑥如有增强,应注意眼上部静脉与眼动脉情况。⑦眶周围鼻窦与颅内情况。

2.耳与颞骨:①外耳道情况。②中耳的上鼓室、中鼓室、下鼓室、鼓上隐窝、耳咽管、听骨链等情况。③内耳的耳蜗、半规管、面神经管等结构情况。④鼓窦入口、鼓窦区、天盖与乳突气房情况。⑤颈静脉窝、颈动脉管、内耳道、乙状窦以及周围区域骨质情况。

3.鼻与鼻旁窦:①鼻腔骨质结构,鼻中隔、鼻甲是否正常或存在偏移。②各组鼻旁窦大小、形态及骨壁是否正常。③鼻腔内与各组鼻旁窦内密度有无异常。④鼻后孔及周围结构如眼眶,上颌齿槽骨、颞下窝、咽隐窝部是否正常。

4.鼻咽部:①鼻咽腔、腭帆、鼻咽腔侧壁与顶壁、咽隐窝等情况。②咽旁间隙情况,咽鼓管隆突情况。③咽后间隙情况。④咀嚼肌间隙、茎突前咽旁间隙与茎突后咽旁间隙情况。⑤鼻咽部周围骨质结构情况。

5.喉部:①声门上区,会厌、杓会厌皱襞,假声带等情况。②声门区、真声带、喉室腔等结构情况。③声门下区情况。④甲状腺与甲状旁腺情况。⑤舌骨、会厌软骨、甲状软骨、环状软骨、杓状软骨等情况。⑥喉旁间隙与喉周结构及颈部其他结构有无异常情况。

6.颈部:①脏器区情况,甲状腺、甲状旁腺、食管、喉部与气管及下咽部结构有无异常。②两侧外侧区有无占位灶。③颈后区有无占位肿块情况。

7.涎腺:①腮腺大小、形态、位置、密度或信号有无异常情况,有无占位性病变。②颌下腺大小、形态、位置、深度有无异常,增强后情况,有无占位性病变。

一、鼻及鼻窦冠状薄层高分辨率 CT 平扫未见明显异常

冠状面薄层高分辨率扫描示双侧鼻腔对称,鼻中隔居中无偏移,双侧上、中、下鼻甲无肥厚,鼻道通畅,双侧上颌窦开口通畅,双侧鼻道窦复合体结构对称无病变,双侧上颌窦、筛窦、额窦及蝶窦气化良好,黏膜无增厚,未见局灶性密度异常。

二、喉部 CT 平扫未见明显异常

扫描示喉腔对称无狭窄,双侧声带对称,无明显增厚,声门裂正常,双侧假声带对称无异常,会厌软骨形态及密度正常,会厌前间隙脂肪密度正常,双侧喉旁间隙及梨状隐窝对称,未见局灶性密度异常,诸喉软骨未见骨质破坏。

三、鼻咽部 CT 平扫未见异常

鼻咽部结构对称,组织结构显示清晰,咽隐窝、咽旁间隙无狭窄及移位,双侧颈动脉鞘区无异常,鞍旁及相应颅内结构未见异常;骨窗像示颅底骨质无破坏。

示例 1

1.检查技术:鼻窦 CT 高分辨率扫描。

2.影像学表现(图 3-2-1):双侧鼻甲及鼻道对称、正常,鼻中隔居中,双侧上颌窦、筛窦、额窦及蝶窦内气化正常,黏膜无明显增厚,鼻咽腔对称,双侧耳咽管咽口、咽隐窝基本对称,肌肉界面清楚,双侧咽旁间隙对称无狭窄,颅底骨质未见明显破坏。

3.影像学意见:鼻、鼻窦及鼻咽部 CT 平扫未见明显异常。

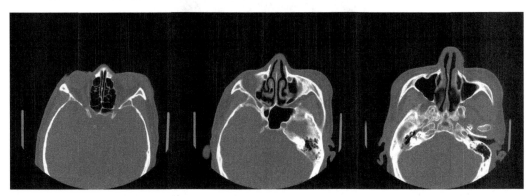

图 3-2-1

示例 2

1.检查技术:颌面部 CT 平扫。

2.影像学表现(图 3-2-2):扫描示双侧上颌骨对称,面部肌肉及软组织结构未见明显异常,双侧腮腺对称,大小及形态正常,呈均匀低密度,未见局灶性密度异常,双侧颌下腺对称无异常,双侧颞下窝结构正常。

3.影像学意见:颌面部 CT 平扫未见明显异常。

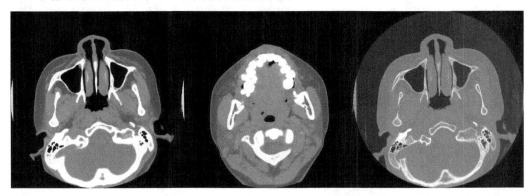

图 3-2-2

示例 3

1.检查技术:内听道 CT 薄层平扫+增强。

2.影像学表现(图 3-2-3):双侧桥脑小脑角对称,未见局灶性密度异常,骨窗双侧内听道开口对称,无明显扩大及骨质破坏,双侧桥脑小脑角池大小形态正常,四脑室大小形态正常,小脑脑干无异常;增强扫描未见异常强化影。

3.影像学意见:双侧桥脑小脑角及内听道 CT 扫描未见明显异常。

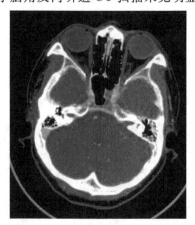

图 3 - 2 - 3

示例 4

1.检查技术:鼻旁窦 CT 平扫。

2.影像学表现(图 3 - 2 - 4):各鼻旁窦气化良好,鼻窦内黏膜无增厚,密度无增高,鼻窦内未见积液及软组织块影,各鼻旁窦骨质结构对称,未见破坏征象。

3.影像学意见:各鼻旁窦 CT 平扫未见异常。

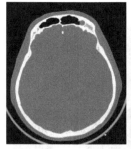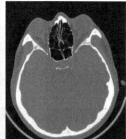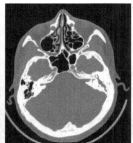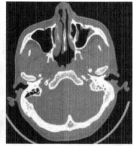

图 3 - 2 - 4

示例 5

1.检查技术:颞骨高分辨率 CT 薄层平扫。

2.影像学表现(图 3 - 2 - 5):双侧乳突呈气化型,蜂房气化发育良好,两侧听小骨形态、结

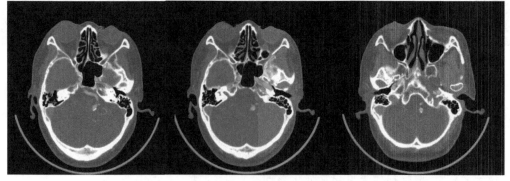

图 3 - 2 - 5

构正常,双侧中耳、乳突未见异常密度灶,组成骨骨质未见破坏征象;横断面示双侧外耳道通畅,走行正常,双侧中耳鼓室腔大小对称,密度正常,鼓室内听小骨各结构无异常,鼓室窦正常,双侧鼓窦入口无明显扩大,乳突气化良好,耳蜗、前庭及各半规管结构未见明显异常。

3.影像学意见:①双侧乳突 CT 平扫未见异常。②双侧外耳、中耳及内耳结构 CT 平扫未见明显异常。

示例 6

1.检查技术:眼眶 CT 平扫。

2.影像学表现(图 3-2-6):扫描示双侧眼眶及眼球对称,大小、形态正常,球内玻璃体、晶状体密度正常,眼球壁均匀光滑,球后脂肪呈均匀低密度,眼外肌无明显增粗,泪腺无增大,视神经走行正常,密度均匀,边界清楚,眶尖及眶周结构未见明显异常。

3.影像学意见:眼球及眼眶 CT 平扫未见明显异常。

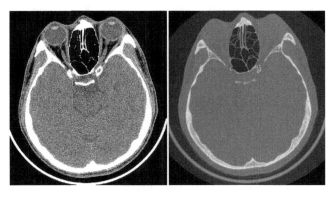

图 3-2-6

示例 7

1.检查技术:眼眶 CT 平扫。

2.影像学表现(图 3-2-7):扫描示双侧上、内、下直肌明显增粗,且以肌腹增粗明显,肌腱附着处增粗不明显,双侧视神经走行及密度正常,未见局灶性异常,双侧球后脂肪密度正常,余无特殊。

3.影像学意见:双侧上、内、下直肌明显增粗,结合临床,符合 Graves 眼病改变。

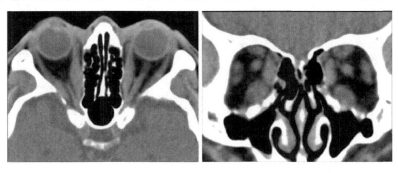

图 3-2-7

示例 8

1. 检查技术:眼眶 CT 平扫＋增强。

2. 影像学表现(图 3-2-8):右侧眼球内眼环后部局部增厚,呈团块状,大小约 1.8cm×2.1cm,与眼环相比,平扫呈等高密度,其内可见斑块状钙化影;增强扫描后病灶呈轻中度强化,该侧眼球轻度肿大,球后未见明显异常,颅内结构无异常。对侧眼球及球后结构正常。

3. 影像学意见:右侧眼球内占位性病变,视网膜母细胞瘤可能性大,建议临床进一步检查。

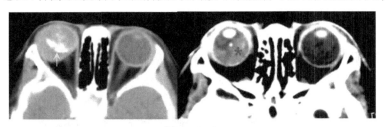

图 3-2-8

示例 9

1. 检查技术:眼眶 CT 平扫＋增强。

2. 影像学表现(图 3-2-9):于右侧眼眶内球后肌圆锥内可见一类圆形占位性病变,边界清楚,直径约 2cm,与眼环相比,平扫呈等密度,密度尚均匀,可见细小点状钙化;增强扫描后病灶强化明显,延迟扫描病灶仍明显强化,视神经受压移位,眼外肌亦受压移位。眼眶内质未见明显破坏。

3. 影像学意见:右侧眼眶内球后肌圆锥内占位性病变,眼眶血管瘤可能性大,建议临床进一步检查。

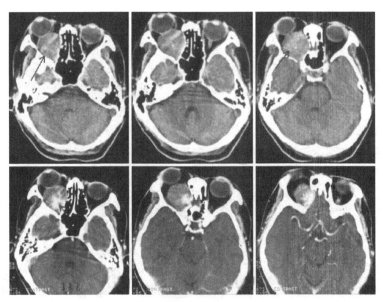

图 3-2-9

示例 10

1. 检查技术:颌面部 CT 平扫。

2.影像学表现(图 3 - 2 - 10):右侧上颌窦窦腔增大,其内可见一占位性病变,大小约 4.3cm×5.2cm,平扫呈不均匀等高密度,其内可见斑片、点状更高密度影;增强扫描后病灶不均匀强化,病灶向后侵犯翼腭窝,向前侵犯面部软组织,向后外侵犯颞下窝,上颌窦内、后、前窦壁骨质破坏。

3.影像学意见:右侧上颌窦占位性病变,上颌窦癌可能性大,建议临床进一步检查。

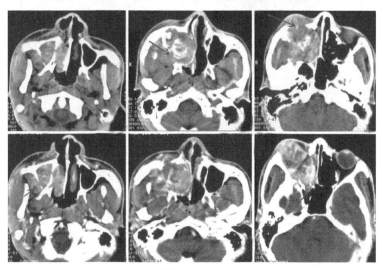

图 3 - 2 - 10

示例 11

1.检查技术:鼻旁窦高分辨率 CT 扫描。

2.影像学表现(图 3 - 2 - 11):扫描示双侧鼻甲明显肥大,双侧上颌窦、筛窦、蝶窦黏膜增厚;窦腔密度增高,上颌窦可见气液平面,窦壁骨质未见明显破坏。

3.影像学意见:双侧上颌窦、筛窦、蝶窦炎症,请结合临床。

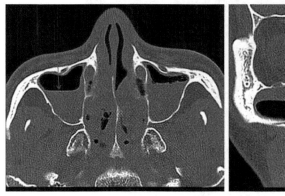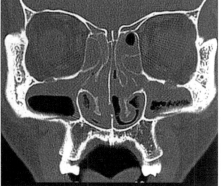

图 3 - 2 - 11

示例 12

1.检查技术:鼻旁窦高分辨率 CT 扫描。

2.影像学表现(图 3 - 2 - 12):左侧上颌窦内可见半圆形异常密度影,大小约 1.2cm×

1.5cm,位于上颌窦前壁,呈软组织样等密度,密度均匀,窦腔未见明显扩大,窦壁骨质未见明显破坏。

3.影像学意见:左侧上颌窦黏膜下囊肿。

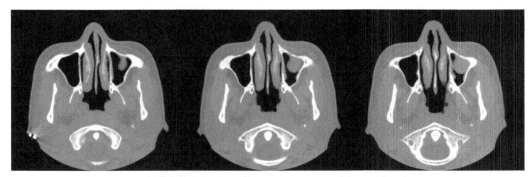

图 3-2-12

示例 13

1.检查技术:鼻咽部 CT 平扫＋增强。

2.影像学表现(图 3-2-13):扫描示鼻咽腔不对称,呈重度狭窄,左侧咽隐窝消失,鼻咽左侧壁增厚形成肿块,突入鼻咽腔,肿块平扫呈等密度;增强扫描后轻中度强化,肿块向深部浸润,左侧翼内肌受侵,左侧咽旁间隙变窄,向上生长侵犯蝶骨,颈部未见明显增大淋巴结;余未见明显异常。

3.影像学意见:鼻咽癌可能性大,建议临床进一步检查。

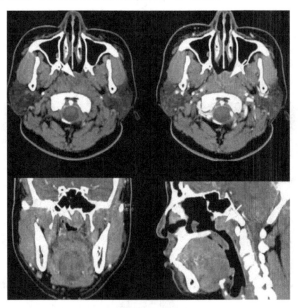

图 3-2-13

示例 14

1.检查技术:鼻咽部 CT 平扫＋增强。

2.影像学表现(图 3-2-14):鼻咽腔不对称,重度狭窄,左侧咽隐窝消失,鼻咽左侧壁增厚形成肿块,突入鼻咽腔,肿块平扫呈等密度,增强扫描后轻中度强化,肿块向深部浸润;左侧翼内外肌受侵,左侧咽旁间隙变窄,向后生长,与头长肌界限欠清,向后上生长侵犯同侧颈动脉鞘区,局部可见类圆形病灶,平扫等密度,增强扫描后轻度强化。

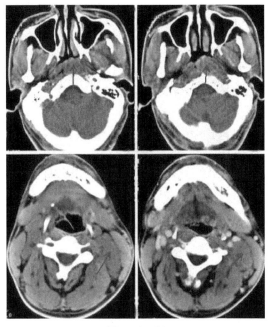

图 3 - 2 - 14

3.影像学意见:鼻咽癌并颈深上组淋巴结转移可能性大,建议临床进一步检查。

示例 15

1.检查技术:咽喉部 CT 平扫+增强。

2.影像学表现(图 3 - 2 - 15):双侧声带不对称,右侧声带明显增厚,平扫呈等密度;增强扫描后呈不均匀强化,与周围组织分界不清,前联合增厚,对侧声带亦受侵,右侧喉旁间隙受累,组织间隙消失。咽后间隙未见明显肿大淋巴结。余未见明显异常。

3.影像学意见:喉癌可能性大,建议临床进一步检查。

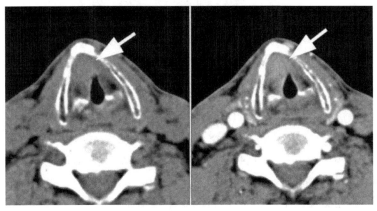

图 3 - 2 - 15

示例 16

1. 检查技术：薄层高分辨率颞骨 CT 扫描＋SSD 重组。

2. 影像学表现（图 3－2－16）：双侧耳郭狭小，呈不规则肉团状，外耳道骨部闭锁，中耳鼓室腔狭小，听小骨结构异常，内耳结构（耳蜗、前庭及半规管）未见明显异常。

3. 影像学意见：双侧先天性外耳道闭锁。

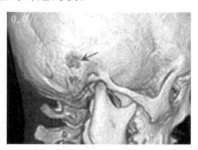

图 3－2－16

示例 17

1. 检查技术：薄层高分辨率颞骨 CT 扫描。

2. 影像学表现（图 3－2－17）：双侧乳突气化较差，鼓窦入口扩大，乳突气房骨质破坏，部分融合成较大气房影，周围有骨质硬化，边缘清楚，内见软组织密度病灶，右侧乙状窦前移，增强扫描后病灶无明显强化，余未见明显异常改变。

3. 影像学意见：双侧乳突胆脂瘤，请结合临床。

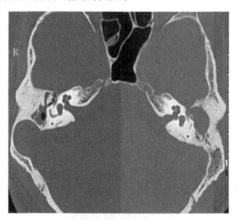

图 3－2－17

示例 18

1. 检查技术：薄层高分辨率颞骨 CT 扫描。

2. 影像学表现（图 3－2－18）：左侧乳突气房密度增高，黏膜增厚，中耳鼓室内密度增高，黏膜增厚，听小骨结构大致正常，未见骨质破坏，鼓窦入口及乳突气房骨质结构未见明显异常。对侧中耳乳突未见明显异常。

3. 影像学意见：左侧慢性中耳乳突炎可能，请结合临床。

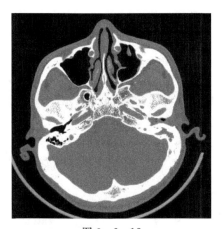

图 3-2-18

示例 19

1. 检查技术:颈部 CT 平扫。

2. 影像学表现(图 3-2-19):颈部软组织结构对称,无异常肿块影,颈部血管对称,气管居中,甲状腺无增大,双侧对称,颈部肌肉组织无异常。

3. 影像学意见:颈部 CT 平扫未见明显异常。

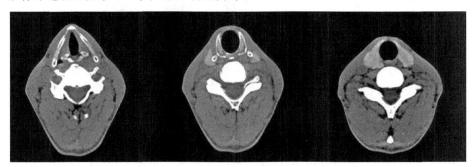

图 3-2-19

示例 20

1. 检查技术:颈部 CT 平扫+增强。

2. 影像学表现(图 3-2-20):右侧颈部胸锁乳突肌深面、颈动脉鞘区、颈内静脉后外侧可见类圆形软组织肿块,大小约 3.2cm×3.5cm,平扫呈等密度,内部密度欠均匀,可见更低密度液化坏死区;增强扫描后轻中度强化,不规则环形强化,与血管对比清楚,血管受压移位。

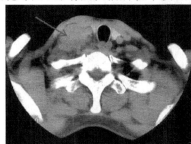
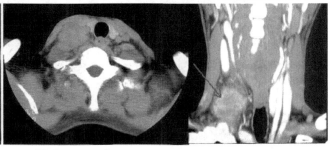

图 3-2-20

3.影像学意见:右侧颈动脉鞘区占位性病变,淋巴结转移可能性大,建议临床进一步检查。

示例 21

1.检查技术:颈部 CT 平扫+增强。

2.影像学表现(图 3-2-21):于左颈总动脉分叉附近见一类圆形病灶,大小约 3.8cm×4.5cm,平扫呈等低密度,密度欠均匀,边界欠规整;增强扫描后呈明显环状强化,CT 值为76HU,颈内外动脉分离移位,周围组织受推挤。

3.影像学意见:左颈部占位性病变,有颈动脉体瘤可能,建议临床进一步检查。

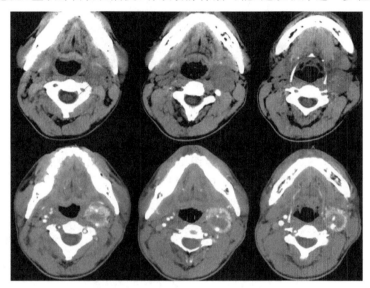

图 3-2-21

示例 22

1.检查技术:颈部 CT 平扫+增强。

2.影像学表现(图 3-2-22):左侧腮腺可见一大小约 3.1cm×3.4cm 的团块状影,CT 值

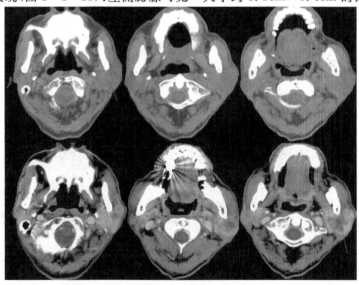

图 3-2-22

约 38HU,边界欠清,内密度欠均匀;增强后不均匀明显强化,CT 值约 98HU,双侧甲状腺大小、形态尚好,密度均匀,双侧颈部未见明显肿大淋巴结,喉软骨未见异常。

3.影像学意见:左侧腮腺占位性病变,腮腺癌可能性大,建议临床进一步检查。

示例 23

1.检查技术:颈部 CT 平扫＋增强。

2.影像学表现(图 3-2-23):双侧甲状腺对称,呈三角形,边界清楚,平扫呈均匀高密度,未见局灶性密度异常;增强扫描后呈均匀明显强化,气管居中,甲状腺周围结构未见异常。

3.影像学意见:甲状腺及颈部结构 CT 平扫未见明显异常。

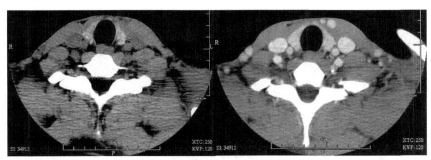

图 3-2-23

示例 24

1.检查技术:颈部 CT 平扫＋增强。

2.影像学表现(图 3-2-24):右侧甲状腺体积增大,可见椭圆形低密度影,大小为 2.5cm×2.0cm,其内见圆形更低密度影,直径 1.2cm,CT 值约 26HU;增强后可见较明显强化,动脉期 CT 值约 77HU,静脉期 CT 值约 155HU,其内见点状更明显强化影,余甲状腺部分强化不明显,甲状腺左侧叶见斑点状高密度钙化灶影。各颈部大血管走行、形态均正常,颈部淋巴结未见明显肿大,颈椎部软组织未见明显异常。

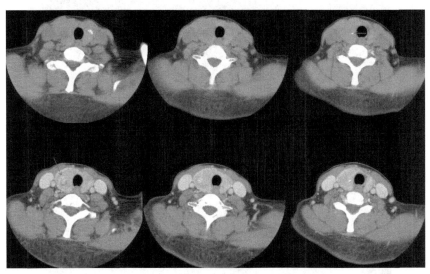

图 3-2-24

3.影像学意见:①右侧甲状腺内占位性病变,甲状腺癌可能性大,建议临床进一步检查。②甲状腺左侧叶钙化灶。

示例 25

1.检查技术:颈部 CT 平扫。

2.影像学表现(图 3-2-25):右侧甲状腺体积增大,形态不规则,可见一大小约 2.5cm×2.7cm类圆形高密度影,边缘光滑,与正常甲状组织分界清楚,病灶内可见低密度液化坏死区;增强扫描显示病灶呈环形强化,坏死区不强化。气管向对侧轻度移位,甲状腺周围结构未见异常,颈部未见明显肿大淋巴结。

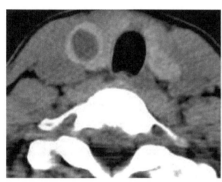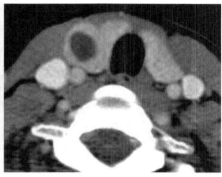

图 3-2-25

3.影像学意见:右侧甲状腺内占位性病变,甲状腺腺瘤可能性大,建议临床进一步检查。

示例 26

1.检查技术:头颈部 CT 平扫+增强。

2.影像学表现(图 3-2-26):右侧甲状腺见结节状低密度影,边界较清,大小约 1.1cm×1.2cm;增强后呈不均匀强化改变,内见结节状高密度钙化影;左侧甲状腺大小可,密度均匀,未见异常密度灶;脂肪间隙清晰;双侧梨状隐窝未见明显异常。咽喉腔通畅,周围软组织内未

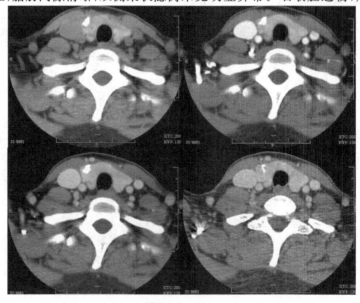

图 3-2-26

见异常密度灶。颌下软组织未见异常密度灶,两侧颈部见增大的淋巴结影,较大直径约1.1cm,边界清,增强后较均匀强化改变。

3.影像学意见:右侧结节性甲状腺肿伴两侧颈部淋巴结肿大。

示例 27

1.检查技术:头颈部 CT 平扫＋增强。

2.影像学表现(图 3-2-27):双侧甲状腺弥漫性肿大,呈对称性,峡部亦增大,密度减低,尚均匀,其内可见多个圆点状钙化,边界清楚;增强扫描后呈轻度强化,气管受压变窄,位置居中,甲状腺周围结构未见明显异常,颈部未见明显肿大淋巴结。

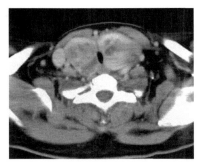

图 3-2-27

3.影像学意见:双侧甲状腺弥漫性肿大。

第三节　胸部和纵隔

胸部和纵隔 CT 诊断报告应注意以下几点。①气管:气管、支气管及其各分支有无移位、压迫或变窄。②肺门:肺门结构,血管与淋巴管是否正常。③肺野:肺叶、肺段、肺小叶有无占位性病变,发现病变应重点描述其部位、大小、边缘、密度、分布、形状、数目情况。④胸膜:壁侧与纵隔胸膜及叶间胸膜情况。⑤纵隔:大血管、心脏各房室及纵隔各组淋巴结情况。⑥胸壁:骨骼骨质结构与软组织是否正常、有无破坏。⑦横膈情况。

示例 1

1.检查技术:胸部 CT 平扫。

2.影像学表现(图 3-3-1):胸廓对称,肋骨及胸壁软组织未见异常;肺窗示双肺纹理清晰,走行自然,肺野透光度良好,双肺未见异常密度影,双肺门不大;纵隔窗示纵隔无偏移,心影

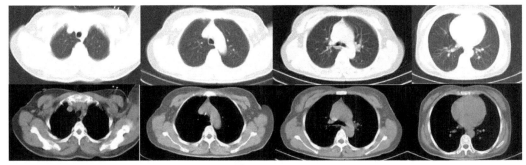

图 3-3-1

及大血管形态正常,纵隔内未见肿块及肿大淋巴结;无胸腔积液及胸膜肥厚。

3.影像学意见:胸部CT平扫未见异常。

示例2

1.检查技术:胸部CT平扫。

2.影像学表现(图3-3-2):肺窗示右肺上叶及左肺可见斑点状、大片状密度增高影,边缘模糊,密度不均,左肺病灶内可见空气支气管影像,余肺野清晰,未见明显异常密度影。纵隔窗示病灶区呈斑片状密度增高影,未见明显实性团块影,纵隔内未见肿大淋巴结,心影及大血管形态正常。右侧胸腔少量积液。

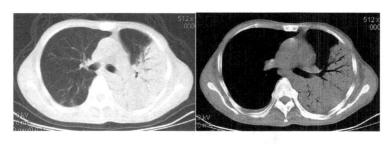

图3-3-2

3.影像学意见:①两肺炎症改变可能性大,建议抗炎后复查。②右侧胸腔少量积液。

示例3

1.检查技术:胸部CT平扫。

2.影像学表现(图3-3-3):肺窗示两肺可见多发磨玻璃样阴影,可见小叶间隔增厚及小叶内间质增生,部分磨玻璃样影与网格影重叠,纵隔窗示纵隔内未见肿大淋巴结影,心影及大血管形态正常,胸膜腔未见异常。

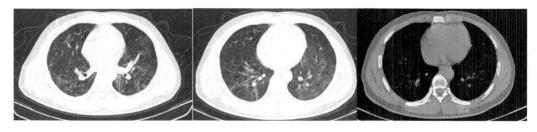

图3-3-3

3.影像学意见:两肺间质性肺炎改变,请结合临床。

示例4

1.检查技术:胸部CT平扫。

2.影像学表现(图3-3-4):扫描示胸廓双侧对称,肺窗示两肺野透亮度增高,肺纹理稀疏,两肺下叶可见纤维条索状影,两肺门不大,两肺内可见多个肺大疱,纵隔窗肺野内未见明显实性密度影,各大血管结构正常,未见明显肿大淋巴结,余未见明显异常。

3.影像学意见:①慢性支气管炎并肺气肿。②两肺肺大疱。

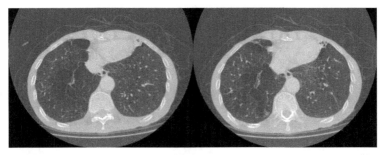

图 3 - 3 - 4

示例 5

1.检查技术:胸部 CT 平扫。

2.影像学表现(图 3 - 3 - 5):肺窗示两肺肺纹理局部增多,局部稀疏,两肺野透亮度增加,可见多个囊状无肺纹理区,右肺可见斑片状、条索状密度增高影,边界模糊,两肺门结构清楚,未见异常,纵隔内未见肿大淋巴结影,胸廓对称无塌陷,两侧胸膜增厚粘连,胸壁未见异常。

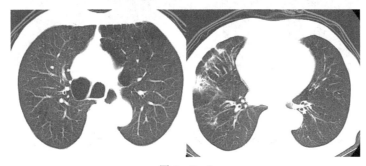

图 3 - 3 - 5

3.影像学意见:慢性支气管炎、肺气肿、肺大疱并右肺感染,建议治疗后复查。

示例 6

1.检查技术:胸部 CT 平扫。

2.影像学表现(图 3 - 3 - 6):胸廓两侧对称,气管位置居中,所见肋骨无明显异常改变;两侧肺纹理增粗,左肺上叶尖后段见斑点状、条索状密度增高影,边界欠清,余肺野内未见明显异常密度影;两肺门未见异常,纵隔内未见肿大淋巴结影,胸膜腔未见异常,胸壁未见异常。

3.影像学意见:左上肺陈旧性结核可能,请结合临床。

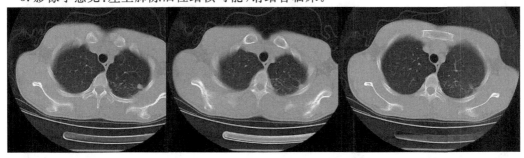

图 3 - 3 - 6

示例 7

1. 检查技术：胸部 CT 平扫。

2. 影像学表现（图 3-3-7）：肺窗示右肺上叶可见一类圆形高密度影，大小约 3.2cm×4.1cm，CT 值为 32HU，边缘锐利，未见明显毛刺，纵隔窗示其内密度尚均匀，右肺上叶可见斑点状、结节状卫星灶，余肺野未见明显异常密度影。纵隔内见数个小淋巴结，未见钙化。心影及大血管形态正常。

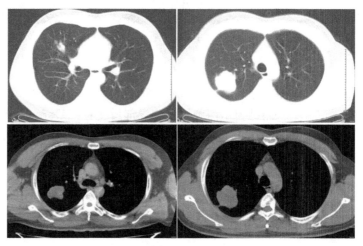

图 3-3-7

3. 影像学意见：右肺上叶结核球可能，请结合临床。

示例 8

1. 检查技术：胸部 CT 平扫。

2. 影像学表现（图 3-3-8）：胸廓对称，气管居中，两肺上叶可见斑片状、结节状高密度影，边缘模糊，左肺上叶可见一个空洞，内缘光整，边缘模糊，未见液平面，直径约 2.3cm，余肺内未见明显异常密度影，气管和各叶、段支气管显示清楚；肺门结构清楚；纵隔内大血管和心外形无殊，各分区未见明显肿大淋巴结；无胸膜增厚及胸水征。

3. 影像学意见：两肺上叶结核并左肺上叶空洞形成可能，请结合临床及实验室检查。

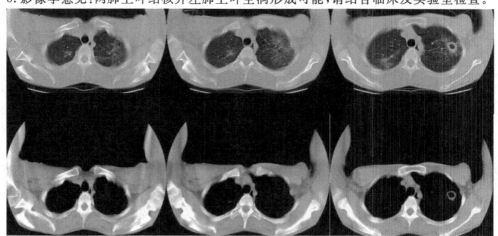

图 3-3-8

示例 9

1. 检查技术：胸部 CT 平扫。

2. 影像学表现（图 3-3-9）：胸廓两侧对称，气管位置尚居中，所见肋骨骨质无明显异常改变；两肺纹理清晰，未见明显异常密度影，两肺门未见异常，纵隔居中，纵隔内未见肿大淋巴结影，右侧胸腔可见弧形低密度影。

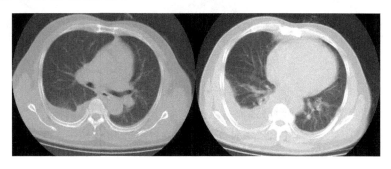

图 3-3-9

3. 影像学意见：右侧胸腔积液。

示例 10

1. 检查技术：胸部 CT 平扫。

2. 影像学表现（图 3-3-10）：肺窗示双肺可见沿支气管走行的多发囊状病变，大小不等，周围见斑片状高密度影，边缘模糊，部分病变可见伴行血管影，呈印戒征。纵隔窗示纵隔内见轻度肿大淋巴结，心影及大血管形态正常，双侧胸腔未见积液。

3. 影像学意见：①支气管扩张合并感染。②纵隔淋巴结肿大，建议随访。

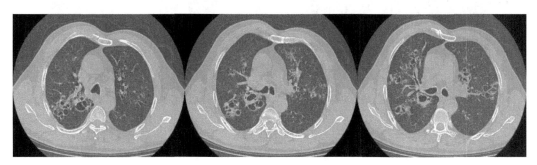

图 3-3-10

示例 11

1. 检查技术：胸部 CT 平扫。

2. 影像学表现（图 3-3-11）：肺窗示右肺上叶尖段可见一类圆形病灶，大小约 2.6cm×2.8cm，呈分叶状，边缘毛糙，可见毛刺。纵隔窗示病灶密度欠均匀，CT 值为 32HU，其内可见空泡征，邻近肺组织肺纹理增粗，纵隔内可见数枚肿大淋巴结。

3. 影像学意见：右肺上叶尖段占位性病变，周围型肺癌伴纵隔淋巴结转移可能性大，建议临床穿刺活检。

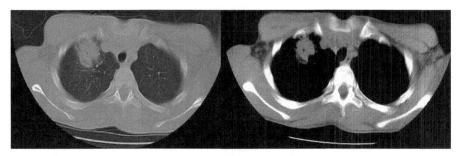

图 3-3-11

示例 12

1. 检查技术:胸部 CT 平扫+增强。

2. 影像学表现(图 3-3-12):胸廓对称;左侧肺门可见一肿块影,大小约 4.4cm×5.0cm,平扫 CT 值约 33.4HU,左肺支气管明显狭窄,肿块周围可见斑片状、条状高密度影,边缘模糊,左肺下叶支气管显示不清,余气管和各叶、段支气管显示清楚,未见狭窄及增宽;右肺门结构清楚;纵隔内可见斑片状高密度影;所见胸壁软组织和肋骨无异常改变,左侧胸腔可见弧形低密度影。

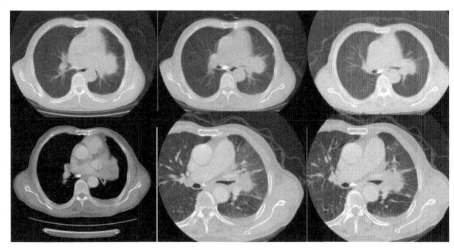

图 3-3-12

3. 影像学意见:①左肺中央型肺癌并阻塞性炎症可能,建议行纤维支气管镜检查。②左侧胸腔积液。③纵隔淋巴结钙化。

示例 13

1. 检查技术:胸部 CT 平扫。

2. 影像学表现(图 3-3-13):肺窗示两肺可见多个散在分布类圆形结节影,边缘清楚,呈棉花团状,无明显分叶及毛刺,双肺门影增大。纵隔窗示纵隔内见多个肿大淋巴结,心影及大血管形态正常。

3. 影像学意见:双肺多发转移瘤并两肺门及纵隔淋巴结转移可能,建议进一步检查。

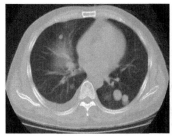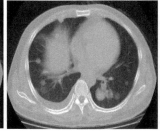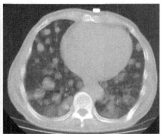

图 3 - 3 - 13

示例 14

1. 检查技术:胸部 CT 平扫＋增强。

2. 影像学表现(图 3 - 3 - 14):前上纵隔胸廓入口处可见一类圆形软组织密度影,其内密度不均匀,可见斑点状弧形钙化影,肿块与周围结构分界清楚。增强扫描见肿块实质部分明显强化,上下层面追踪观察见该软组织影与颈部甲状腺相连。双肺门不大,纵隔内未见明显肿大淋巴结。双肺野未见异常。

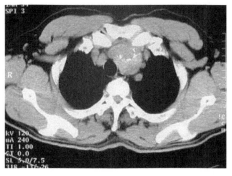

图 3 - 3 - 14

3. 影像学意见:胸骨后甲状腺肿可能性大,建议临床进一步检查。

示例 15

1. 检查技术:胸部 CT 平扫＋增强。

2. 影像学表现(图 3 - 3 - 15):于前上纵隔胸腺位置可见一类圆形软组织肿块,边界尚清,大小约 4.5cm×3.0cm,CT 值约 32HU,密度均匀。增强扫描后病灶呈中度均匀强化,肿块与

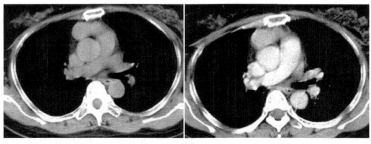

图 3 - 3 - 15

纵隔内血管影分界清楚,纵隔内其他结构未见异常。

3.影像学意见:前上纵隔占位性病变,胸腺瘤可能性大,建议临床进一步检查。

示例 16

1.检查技术:胸部 CT 平扫＋增强。

2.影像学表现(图 3－3－16):于前上纵隔胸腺位置可见一不规则形软组织肿块,边界不清楚,大小约 5.2cm×5.6cm,密度不均匀,肿块内可见坏死及点状、环状钙化影。增强扫描后病灶呈中度不均匀强化,肿块与纵隔内血管影分界不清楚,纵隔内其他结构未见明显异常。

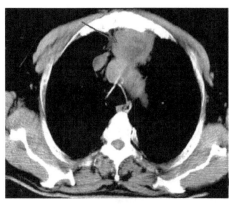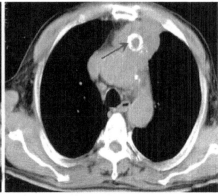

图 3－3－16

3.影像学意见:前上纵隔占位性病变,侵袭性胸腺瘤可能性大,建议临床进一步检查。

示例 17

1.检查技术:胸部 CT 平扫＋增强。

2.影像学表现(图 3－3－17):于前上纵隔位置胸腺体积增大,大小约 2.0cm×1.5cm,但保持正常胸腺的形态,边界清楚,呈软组织密度,密度均匀,与周围血管结构分界清楚。增强扫描后呈均匀轻中度强化,双肺及余纵隔内未见其他异常。

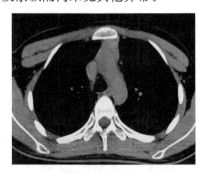

图 3－3－17

3.影像学意见:胸腺体积增大,胸腺增生可能性大,建议临床进一步检查。

示例 18

1.检查技术:胸部 CT 平扫＋增强。

2.影像学表现(图 3－3－18):前纵隔可见一类圆形厚壁囊实性软组织肿块影,大小约 7.6cm×8.5cm,其内密度不均匀,可见钙化及脂肪性低密度区,纵隔内大血管受推移移位。增强扫描后肿块实质部分呈中度强化。双肺门不大,纵隔内未见明显肿大淋巴结。双肺野未见异常。

3.影像学意见:前纵隔占位性病变,畸胎瘤可能性大,建议临床进一步检查。

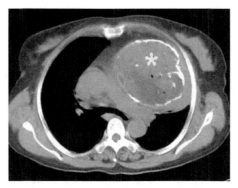

图 3 - 3 - 18

示例 19

1.检查技术:胸部 CT 平扫＋增强。

2.影像学表现(图 3 - 3 - 19):于前纵隔可见团块状、结节状影,大小约 3.8cm×4.5cm,平扫呈等密度,内可见环形钙化,相邻心包增厚。增强扫描后呈轻度强化,正常血管明显强化,分界清楚,部分血管受压变细,双侧肺内未见明显肿块影。

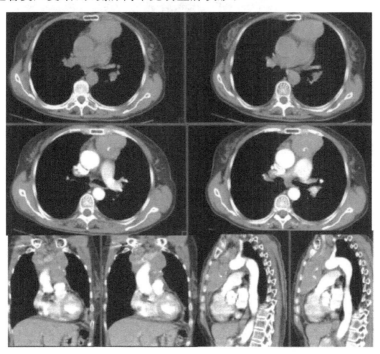

图 3 - 3 - 19

3.影像学意见:前纵隔占位性病变,淋巴瘤可能性大,建议临床进一步检查。

示例 20

1. 检查技术:胸部 CT 平扫＋增强。

2. 影像学表现(图 3 - 3 - 20):左后纵隔近脊柱旁可见一半圆形软组织密度块影,宽基底,贴胸壁生长,大小约 4.8cm×5.5cm,平扫呈等密度,密度尚均匀,边界清楚,局部骨质破坏,左侧胸腔可见新月形水样密度影,纵隔未见明显肿大淋巴结影。增强扫描后病灶实质部分呈明显强化,肺组织向前推移。双肺未见明显异常。

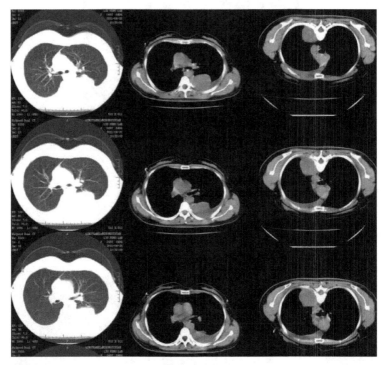

图 3 - 3 - 20

3. 影像学意见:①左后纵隔近脊柱旁占位性病变,神经鞘瘤可能性大,建议临床进一步检查。②左侧胸腔积液。

第四节 腹 部

腹部脏器较多,包括肝、胆、胰、脾、腹部血管及肠道等,其 CT 报告的书写分述如下。

一、肝脏、胆囊

1. 肝脏外形与各叶比例有无失调。

2. 肝门结构、肝内胆管与胆总管情况。

3. 肝内动静脉(包括门脉)主干与分支情况。

4. 肝脏增强前后密度变化情况,特别注意增强后各期扫描包括延时扫描其密度变化情况。

5. 胆囊大小、形态、胆囊壁、囊内有无占位情况。

6. 腹腔内及周围脏器情况。

二、胰腺

1. 胰腺钩突、头、体、尾部大小、形态情况。

2. 胆总管下端与胰管情况。

3. 胰腺增强前、后密度变化情况。

4. 胰周有无异常情况。

5. 扫描区域内动、静脉及淋巴结情况。

6. 周围脏器情况。

三、脾脏

1. 脾脏大小、形态、密度等情况。

2. 增强前、后密度情况。

3. 脾门与脾周围结构情况。

示例 1

1. 检查技术：全腹部 CT 平扫＋增强。

2. 影像学表现（图 3-4-1）：肝脏大小、形态正常，肝内密度均匀，未见局灶性密度异常，肝内血管走行正常，肝内、外胆管无扩张。脾不大。胆囊不大。胰腺大小、形态及密度正常。双侧肾脏对称，大小及形态正常，未见局灶性密度异常，腹膜后未见肿大淋巴结。双侧输尿管走行区未见明显异常，腹腔内肠道结构未见明显肿块影。盆腔内膀胱充盈良好，壁光滑，无增厚；前列腺大小形态尚正常，未见异常密度；双侧精囊腺正常。直肠内可见造影剂充填，肠壁未

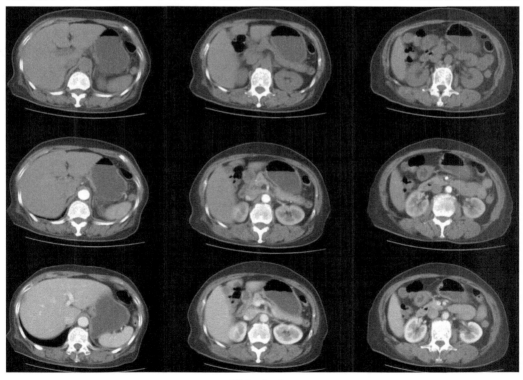

图 3-4-1

见明显增厚,盆腔内未见明显肿大淋巴结。

3.影像学意见:肝、胆、脾、胰、双肾及盆腔 CT 扫描未见明显异常。

示例 2

1.检查技术:上腹部 CT 平扫+增强。

2.影像学表现(图 3-4-2):扫描示全肝密度普遍性减低,CT 值为 27HU;脾脏 CT 值为 33HU,肝脏密度低于脾脏,肝内血管走行清晰显示;增强扫描后肝内未见局灶性异常强化影,脾大小、形态正常,密度均匀。胆囊大小、形态正常,囊内未见异常密度影。胰腺大小、形态正常,密度均匀。腹膜后未见明显肿大淋巴结。

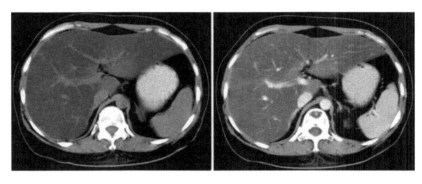

图 3-4-2

3.影像学意见:脂肪肝,请结合临床。

示例 3

1.检查技术:上腹部 CT 平扫+增强。

2.影像学表现(图 3-4-3):肝右叶可见一圆形低密度影,边界清晰,大小约 5.9cm×6.3cm,CT 值约 10HU,增强后无强化,余肝内密度未见异常,血管影走行正常,肝内胆管无扩张。脾不大。胆囊大小及形态正常,囊内未见明显异常密度影。胰腺无异常。腹膜后未见肿大淋巴结。余无殊。

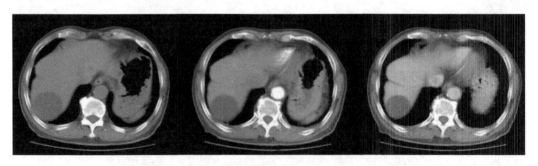

图 3-4-3

3.影像学意见:肝右叶囊肿。

示例 4

1.检查技术:上腹部 CT 平扫＋增强。

2.影像学表现(图 3-4-4):于肝内见多发散在分布大小不等类圆形囊性病变,边界清楚,最大者约 4.0cm×4.3cm,平扫呈均匀低密度,CT 值为 16HU,增强扫描病变无强化,边界更清楚。双侧肾脏亦可见类似肝内多发病灶改变。肝内胆管无扩张。脾不大。胆囊大小及形态正常。胰腺无异常。腹膜后未见肿大淋巴结。

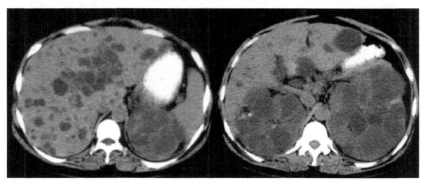

图 3-4-4

3.影像学意见:多囊肝、多囊肾。

示例 5

1.检查技术:上腹部 CT 平扫＋增强。

2.影像学表现(图 3-4-5):肝脏大小、形态正常,于肝右后叶可见一高密度钙化灶,未见其他局灶性密度异常,肝内血管走行正常,肝内外胆管无扩张。脾不大。胆囊不大。胰腺大小形态正常。腹膜后未见肿大淋巴结。增强扫描后未见异常强化。

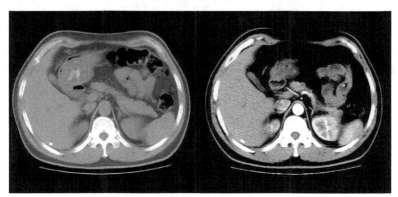

图 3-4-5

3.影像学意见:①肝内钙化灶。②胆、脾、胰 CT 扫描未见明显异常。

示例 6

1.检查技术:上腹部 CT 平扫＋增强。

2.影像学表现(图 3-4-6):肝脏大小、形态正常,肝右叶可见类圆形稍低密度影,边缘模糊,大小约 3.2cm×3.5cm,其中央可见更低密度影,增强扫描可见环形强化,可见"靶环征"。肝内胆管未见扩张;胆囊大小、形态正常,内未见异常密度影。胰腺大小、形态正常,实质未见

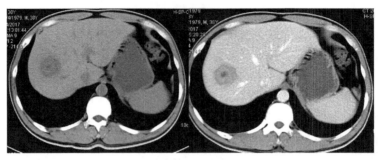

图 3-4-6

异常密度影。脾脏大小、形态正常,实质未见异常密度影。腹膜后未见肿大淋巴结。腹腔内未见积液。

3. 影像学意见:肝右叶低密度影,脓肿可能性大,建议临床进一步检查。

示例 7

1. 检查技术:上腹部 CT 平扫+增强。

2. 影像学表现(图 3-4-7):肝脏位置、大小、形态正常;肝右叶可见一圆形低密度影,直径约 1.8cm,CT 值约 42HU;密度均匀,边缘光整,增强后动脉期病灶周围呈结节状明显强化,门脉期及延迟期病灶可见造影剂向内填充,呈高密度,CT 值约 155HU。肝内胆管未见扩张;胆囊未见增大,囊内未见明显异常密度影。胰腺无异常。腹膜后未见肿大淋巴结。余无殊。

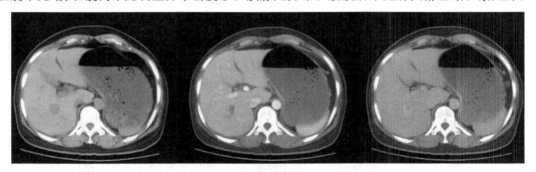

图 3-4-7

3. 影像学意见:肝右叶占位性病变,海绵状血管瘤可能性大,建议进一步检查。

示例 8

1. 检查技术:上腹部 CT 平扫+增强。

2. 影像学表现(图 3-4-8):肝脏形态失常,边缘呈波浪状不平,肝各叶比例失调,左叶明显增大,右叶缩小,肝内密度欠均匀,呈多发小结节状,但未见明显局灶性占位病变;增强扫描肝脏密度尚均匀,未见明显异常强化。脾大,占 5 个肋单元。肝脏外缘可见弧形液性密度影。脾门及胃底、食管周围可见多个粗大纤曲的血管影。

3. 影像学意见:肝硬化,脾大,腹水,门脉高压。

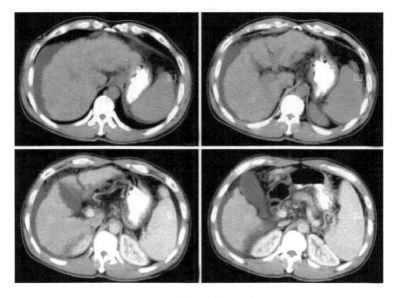

图 3 - 4 - 8

示例 9

1. 检查技术：上腹部 CT 平扫＋增强。

2. 影像学表现（图 3 - 4 - 9）：肝脏稍增大，边缘呈波浪状；肝右叶见一占位性病变，大小约 8.3cm×6.7cm，边界尚清，有一包膜，内密度不均匀，其内可见裂隙状更低密度区，动态增强扫描动脉期病灶不均匀强化，门脉期强化程度下降，延迟扫描病灶呈低密度，病灶增强特点符合"快进快出"改变。肝内胆管无扩张，门脉期门静脉充盈良好。脾脏增大，厚约 6.2cm。胆囊大小及形态正常，胆囊壁略厚。胰腺无异常。腹膜后未见肿大淋巴结。余无殊。

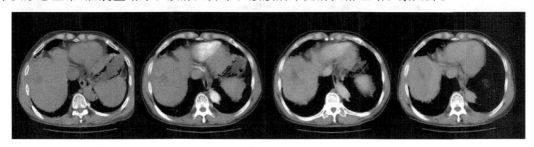

图 3 - 4 - 9

3. 影像学意见：①肝右叶占位性病变，原发性巨块型肝癌可能性大，建议临床进一步检查。②肝硬化，脾大。

示例 10

1. 检查技术：上腹部 CT 平扫＋增强。

2. 影像学表现（图 3 - 4 - 10）：肝脏大小尚可，边缘呈波浪状；肝内弥漫性低密度结节影，密度不均匀，可见更低密度液化坏死区；动态增强扫描动脉期病灶有强化，门脉期强化程度下降，延迟扫描病灶呈低密度，门静脉主干可见充盈缺损，肝内胆管无扩张，脾脏增大，厚约 5.4cm。胆囊大小及形态正常。胰腺无异常。腹膜后可直径为 1.5cm 的肿大淋巴结。

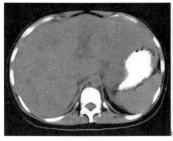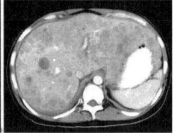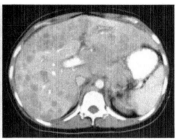

图 3-4-10

3.影像学意见:①肝内占位性病变,弥漫型肝癌并门静脉癌栓和腹膜后淋巴结转移可能性大,建议临床进一步检查。②肝硬化,脾大。

示例 11

1.检查技术:上腹部 CT 平扫＋增强。

2.影像学表现(图 3-4-11):于肝门区见占位性病变,平扫呈欠均匀等高密度,病灶边界欠清,大小约 2.1cm×2.4cm,肝门区及肝内胆管扩张;动态增强扫描动脉期病灶强化不明显,静脉期病灶有不均匀强化,延迟后增强较明显。胆囊不大。胰腺大小、形态正常。脾不大。腹膜后未见肿大淋巴结。

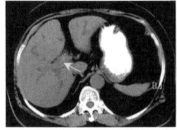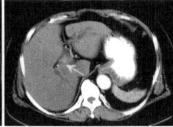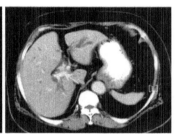

图 3-4-11

3.影像学意见:肝门区占位性病变,胆管细胞癌并肝内胆管扩张可能性大,建议临床进一步检查。

示例 12

1.检查技术:上腹部 CT 平扫＋增强。

2.影像学表现(图 3-4-12):于肝内可见多发、散在分布、大小不等的类圆形病灶,平扫呈低密度,边界欠清,病灶密度不均匀,中央可见液化坏死区;增强扫描后病灶周边强化,中央

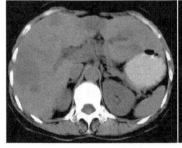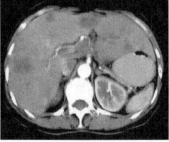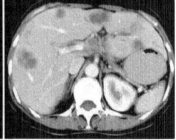

图 3-4-12

坏死区不强化。脾不大。胰腺大小、形态正常。腹膜后未见明显肿大淋巴结。

3.影像学意见:肝内多发占位性病变,肝转移癌可能性大,建议临床进一步检查。

示例 13

1.检查技术:上腹部 CT 平扫。

2.影像学表现(图 3-4-13):扫描示肝内胆管扩张,其内可见多个类圆形高密度结石影,肝门区肝总管亦扩张,并可见结石影;胆总管扩张,其下段可见椭圆形高密度结石灶,大小约 1.3cm×1.2cm;肝内未见其他异常密度影。脾不大。胆囊壁稍增厚,体积稍大,其内未见明显异常密度影。胰腺大小、形态及密度正常。腹膜后未见明显肿大淋巴结。

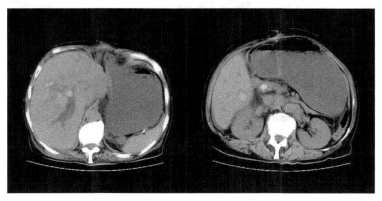

图 3-4-13

3.影像学意见:①肝内胆管结石。②肝总管、胆总管下段多发结石并肝内胆管扩张。③慢性胆囊炎。

示例 14

1.检查技术:上腹部 CT 平扫+增强。

2.影像学表现(图 3-4-14):平扫示胆囊不大,壁稍增厚;胆囊内可见圆形致密影,直径为 1.3cm,边缘光滑。肝脏大小、形态正常,未见局灶性密度异常,胆管无扩张。脾不大。胰腺大小、形态及密度正常。腹膜后未见明显肿大淋巴结。增强可见胆囊壁均匀强化,余未见明显异常。

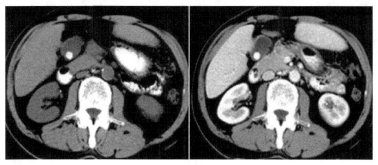

图 3-4-14

3.影像学意见:胆囊结石,慢性胆囊炎。

示例 15

1. 检查技术：上腹部 CT 平扫＋增强。

2. 影像学表现（图 3-4-15）：扫描示肝内胆管明显扩张，呈圆形及管状，平扫呈低密度，肝门区肝总管及左右肝管亦扩张呈管状形，胆总管扩张并在近胰头部的下段突然中断；胆囊明显扩大，十二指肠肠乳头区见一大小约 1.5cm×1.6cm 不均匀强化结节影，边缘清楚。胰腺不大，可见胰管轻度扩张，未见异常密度影。脾脏不大，未见异常密度影。腹膜后未见明显肿大淋巴结影。

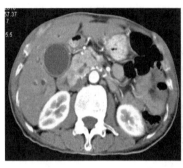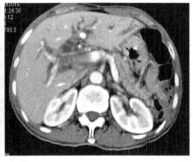

图 3-4-15

3. 影像学意见：梗阻性胆胰管扩张，梗阻平面在胆总管下段，十二指肠乳头癌可能性大，建议临床进一步检查。

示例 16

1. 检查技术：上腹部 CT 平扫。

2. 影像学表现（图 3-4-16）：扫描示胰腺体积明显普遍性增大，边缘模糊，密度减低，胰周可见多处液性低密度渗出性改变，胰管可见扩张，两侧肾周筋膜增厚。肝脏大小、形态正常，胆囊不大，壁稍厚。脾不大。腹膜后未见明显淋巴结。

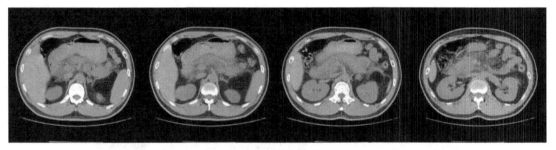

图 3-4-16

3. 影像学意见：急性胰腺炎，请结合临床。

示例 17

1. 检查技术：上腹部 CT 平扫＋增强。

2. 影像学表现（图 3-4-17）：扫描示胰腺体积缩小，胰管纡曲扩张，胰腺密度欠均匀，胰管内可见多个致密钙化影，胰周未见明显异常；增强扫描后胰腺中度均匀增强，扩张胰管显示清楚。腹膜后未见明显肿大淋巴结。肝脏大小、形态正常。胆囊稍大，壁稍增厚。脾不大。

3. 影像学意见：①胰腺萎缩钙化，慢性胰腺炎可能性大，请结合临床检查。②慢性胆囊炎。

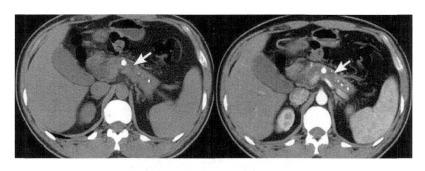

图 3 - 4 - 17

示例 18

1.检查技术:上腹部 CT 平扫＋增强。

2.影像学表现(图 3 - 4 - 18):胰腺体积不规则增大,以胰头更为明显,增大形成肿块,大小约 5.4cm×6.1cm,平扫呈低密度,密度不均匀,其内可见液化坏死,病灶与周围正常胰腺组织分界欠清;增强扫描后病灶呈不规则强化,胰周围组织界面不清楚,胆总管扩张,在胰头段突然中断,肝内及肝门区胆管明显扩张,腹膜后可见结节状软组织影。

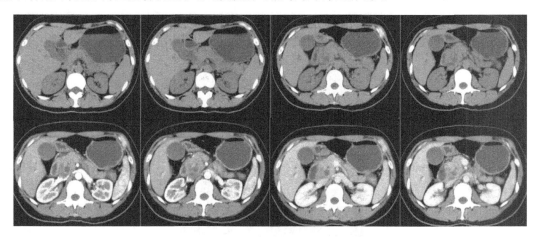

图 3 - 4 - 18

3.影像学意见:胰头癌并胆系梗阻,腹膜后淋巴结转移可能性大,建议临床进一步检查。

示例 19

1.检查技术:上腹部 CT 平扫＋增强。

2.影像学表现(图 3 - 4 - 19):胃体部胃壁不规则增厚,增强后呈中度不均匀强化,周围可见增大淋巴结影,增强后呈中度强化。肝脏大小、形态正常,未见异常密度影,肝内胆管未见扩张。胆囊不大,其内未见异常密度影。胰腺大小、形态正常,实质未见异常密度影。脾脏不大,实质未见异常密度影。腹膜后未见肿大淋巴结,腹腔内未见积液。

3.影像学意见:胃癌并腹腔淋巴结转移可能性大,建议进一步检查。

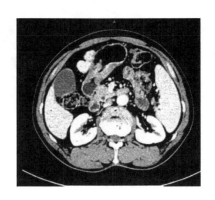

图 3 - 4 - 19

示例 20

1.**检查技术**：上腹部 CT 平扫＋增强。

2.**影像学表现**(图 3 - 4 - 20)：胃大弯处可见一突向腔内的类圆形软组织肿块，大小约 4.2cm×4.4cm，表面光滑，其内密度不均匀，可见不规则低密度坏死；增强后显示肿块呈明显不均匀强化。肝脏大小、形态正常，未见异常密度影，肝内胆管未见扩张。胆囊不大，其内未见异常密度影。胰腺大小、形态正常，实质未见异常密度影。脾脏不大，实质未见异常密度影。腹膜后未见肿大淋巴结，腹腔内未见积液。

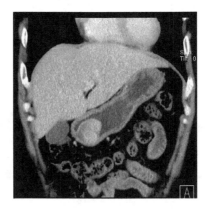

图 3 - 4 - 20

3.**影像学意见**：胃体间质瘤可能性大，建议进一步检查。

示例 21

1.**检查技术**：全腹部 CT 平扫＋增强。

2.**影像学表现**(图 3 - 4 - 21)：直肠局部肠壁不规则增厚，管腔变窄，增强扫描后肿块呈明显不均匀强化，肠壁周围脂肪间隙模糊。肝脏大小、形态正常，未见异常密度影，肝内胆管未见扩张。胆囊不大，其内未见异常密度影。胰腺大小、形态正常，实质未见异常密度影。脾脏不大，实质未见异常密度影。腹膜后未见肿大淋巴结，腹腔内未见积液。

3.**影像学意见**：直肠癌可能性大，建议进一步检查。

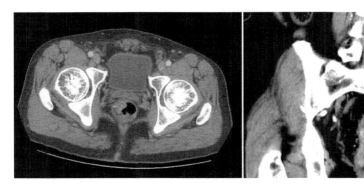

图 3 - 4 - 21

第五节　泌尿生殖系统及内分泌系统

泌尿生殖系统及内分泌系统 CT 报告分述如下。

一、肾脏与肾上腺

1. 肾上腺大小、形态、密度有无异常改变情况。
2. 肾脏外形、大小,肾皮质与髓质结构情况。
3. 增强前后肾上腺与肾脏密度变化情况。
4. 肾盂、肾盏与输尿管上段情况。
5. 肾周间隙、肾筋膜、肾周血管与淋巴组织以及肾周各脏器情况。

二、男性盆腔

1. 膀胱大小、形态、位置,膀胱壁厚度等情况。
2. 精囊情况。
3. 前列腺情况。
4. 直肠情况。
5. 盆腔各脏器间脂肪间隙情况。
6. 盆腔内其他组织情况。
7. 盆腔骨质结构情况。

三、女性盆腔

1. 膀胱情况。
2. 子宫、阔韧带、附件等脏器情况。
3. 宫颈、阴道情况。
4. 直肠情况。
5. 盆腔各脏器间脂肪间隙情况。
6. 盆腔内其他组织情况。
7. 盆腔骨质结构情况。

示例 1

1.检查技术:肾上腺 CT 平扫＋增强。

2.影像学表现(图 3-5-1):扫描示双侧肾上腺形态正常,其大小属正常范围,未超过同平面膈肌脚厚度,双侧肾上腺区未见异常占位性肿块;增强后肾上腺均匀强化,未见异常改变,腹膜后未见肿大淋巴结。

3.影像学意见:双侧肾上腺 CT 扫描未见明显异常。

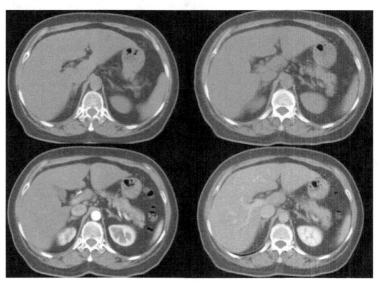

图 3-5-1

示例 2

1.检查技术:肾上腺 CT 平扫＋增强。

2.影像学表现(图 3-5-2):扫描示左侧肾上腺增粗,超过同平面膈肌脚厚度,密度尚正常,未见明显结节影。肾上腺区未见其他异常。

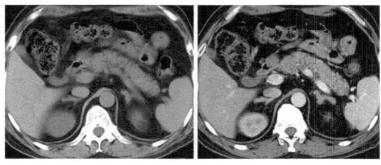

图 3-5-2

3.影像学意见:左肾上腺增粗,结合临床考虑为肾上腺增生。

示例 3

1.检查技术:肾上腺 CT 平扫＋增强。

2.影像学表现(图 3-5-3):左侧肾上腺区见一结节影,平扫呈低密度,密度尚均匀,直径约 2.1cm,CT 值约 10HU,边缘光滑,界线清楚;增强扫描后动脉期可见强化,CT 值约 30HU,门脉期及延时进一步强化。右侧肾上腺大小、形态正常,密度均匀,其内未见异常密度影,周围脂肪间隙清晰,肾周筋膜未见增厚,腹膜后未见明显肿大淋巴结,未见腹水征。

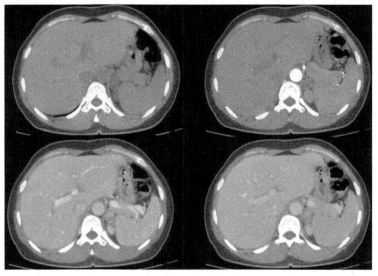

图 3-5-3

3.影像学意见:左侧肾上腺区占位性病变,肾上腺皮质腺瘤可能性大,建议临床进一步检查。

示例 4

1.检查技术:肾上腺 CT 平扫+增强。

2.影像学表现(图 3-5-4):于右侧肾上腺区可见一直径约 6.8cm 类圆形较大肿块,边界尚清楚,平扫呈低密度,密度欠均匀,其内可见更低密度液化坏死区和高密度钙化影;增强扫描后病灶实性部分呈明显强化,液化坏死区不强化。同侧正常肾上腺显示不清。肾脏受压,对侧肾上腺未见明显异常。

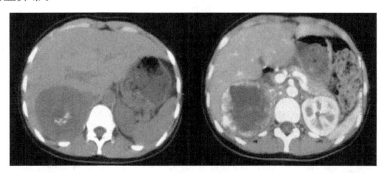

图 3-5-4

3.影像学意见:右侧肾上腺区占位性病变,嗜铬细胞瘤可能性大,建议临床进一步检查。

示例 5

1.检查技术:肾上腺 CT 平扫+增强。

2.影像学表现(图3-5-5):于双侧肾上腺区可见不规则状、结节状肿块影,边界尚清楚,平扫呈等密度,密度均匀,增强扫描后病灶中度强化。左肾肾盏可见点状高密度影。

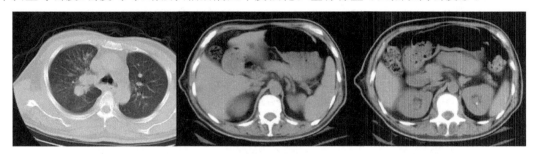

图3-5-5

3.影像学意见:①双侧肾上腺区占位性病变,肾上腺转移瘤可能性大,建议临床进一步检查。②左肾小结石。

示例6

1.检查技术:双肾CT平扫+增强。

2.影像学表现(图3-5-6):扫描示双侧肾脏对称,位于脊柱两侧,大小正常,皮髓质分辨清楚,肾实质内未见明显局灶性密度异常,双侧肾盂、输尿管未见明显扩张,肾周脂肪囊清楚,肾旁结构未见明显异常。腹膜后未见明显肿大淋巴结。

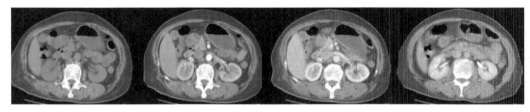

图3-5-6

3.影像学意见:双侧肾脏CT扫描未见明显异常。

示例7

1.检查技术:双肾、盆腔CT平扫+增强。

2.影像学表现(图3-5-7):扫描示双侧肾脏对称,位于脊柱两侧,大小正常,皮髓质分辨清楚,肾实质内未见明显局灶性密度异常,双侧肾盂、输尿管未见明显扩张,肾周脂肪囊清楚,

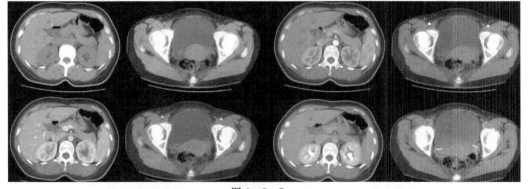

图3-5-7

肾旁结构未见明显异常。双侧输尿管未见扩张及异常密度影。膀胱充盈良好,壁无增厚,膀胱外脂肪间隙正常。盆腔内未见明显肿大淋巴结。

3.影像学意见:双侧肾脏、输尿管及膀胱 CT 扫描未见明显异常。

示例 8

1.检查技术:盆腔 CT 平扫。

2.影像学表现(图 3-5-8):扫描示膀胱充盈良好,膀胱壁光滑、均匀。子宫大小、形态正常,宫腔内膜厚度正常,呈均匀等密度,宫颈大小、形态及密度正常,子宫直肠窝未见异常密度影。盆壁结构正常,盆腔内未见肿大淋巴结。

3.影像学意见:盆腔 CT 扫描未见异常。

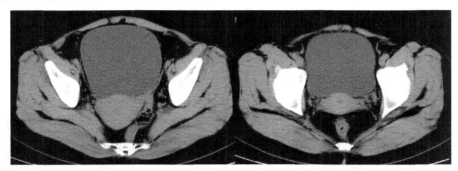

图 3-5-8

示例 9

1.检查技术:盆腔 CT 平扫。

2.影像学表现(图 3-5-9):扫描示膀胱充盈良好,膀胱壁光滑、均匀。前列腺大小、形态属于正常范围,呈等密度,未见局灶性密度异常。双侧精囊腺对称,大小、形态正常,膀胱精囊角对称,直肠周围脂肪间隙正常。盆壁结构正常,未见肿大淋巴结。

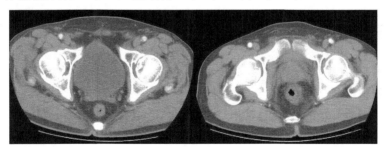

图 3-5-9

3.影像学意见:盆腔 CT 扫描未见明显异常。

示例 10

1.检查技术:双肾 CT 平扫。

2.影像学表现(图 3-5-10):于双侧肾盂内可见斑块状、斑点状致密影,较大的约 1.6cm×1.0cm,边界清楚,表面光滑,双侧肾盂、肾盏及输尿管未见明显扩张积水。双肾实质内可见多个类圆形低密度影,较大的约 1.2cm×1.3cm,边界清楚,其内密度均匀。

3.影像学意见:①双侧肾结石。②双肾囊肿可能。

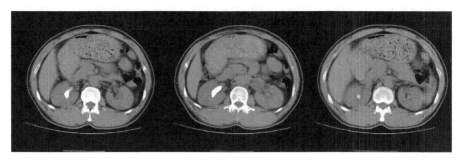

图 3-5-10

示例 11

1.检查技术:腹部 CT 平扫＋MPR。

2.影像学表现(图 3-5-11):平扫示右肾下盏、右侧输尿管中下段可见多个斑点状致密影,最大的约 1.5cm×1.2cm。右侧输尿管及右侧肾盂、肾盏重度扩张积水。左肾实质未见异常密度影,腹膜后未见肿大淋巴结。

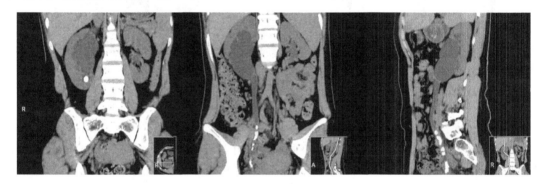

图 3-5-11

3.影像学意见:①右侧输尿管中下段多发结石并右肾、输尿管积水。②右肾结石。

示例 12

1.检查技术:双肾 CT 平扫＋增强。

2.影像学表现(图 3-5-12):于右侧肾上极肾实质内可见一类圆形囊性占位,部分突出肾外,直径约 2.5cm,边界清楚锐利,平扫呈水样均匀低密度;增强扫描后病灶无强化,正常肾脏明显强化,对比明显,病灶边界更清楚。肾盂、肾盏无异常。

3.影像学意见:右侧肾囊肿。

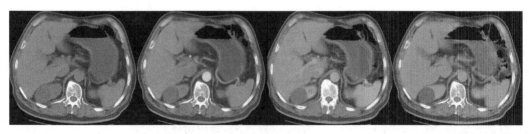

图 3-5-12

示例 13

1.检查技术:上腹部 CT 平扫＋增强。

2.影像学表现(图 3-5-13):肝脏位置、大小、形态正常;肝实质未见异常密度影;门脉显示清晰,其内未见充盈缺损。胆囊未见增大,囊内未见明显异常密度影。左肾见类圆形低密度影,边缘清,直径约 1.7cm,CT 值约－52HU,增强扫描后病灶轻度强化,正常肾脏明显强化,对比明显。脾脏、胰腺、右肾大小、密度未见异常改变,胰管无扩张。腹膜后未见肿大淋巴结影,肾周及腹膜后未见明显异常。

3.影像学意见:左侧肾占位性病变,血管平滑肌脂肪瘤可能性大,建议临床进一步检查。

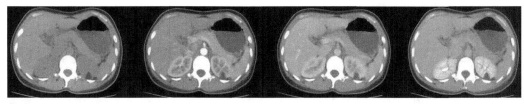

图 3-5-13

示例 14

1.检查技术:双肾 CT 平扫＋增强。

2.影像学表现(图 3-5-14):左肾体积明显增大,外形不规则隆起,其内可见一较大的类圆形占位性病变。病变边界欠清,大小约 5.6cm×5.3cm,平扫呈等低密度,密度不均匀,其内可见更低密度囊变坏死区;增强扫描后动脉期病灶明显强化,静脉期及肾实质期病灶密度下降,病灶与正常肾脏对比增强。病灶突破肾脂肪囊,肾盂、肾盏变形。腹主动脉周围可见多个肿大淋巴结。

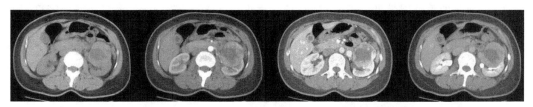

图 3-5-14

3.影像学意见:左肾实质内占位性病变,肾透明细胞癌并腹膜后淋巴结转移可能,建议临床进一步检查。

示例 15

1.检查技术:盆腔 CT 平扫＋增强。

2.影像学表现(图 3-5-15):膀胱充盈良好,膀胱右后壁局灶性增厚,并可见菜花状软组织密度影突入膀胱内,大小约 3.4cm×2.5cm,平扫肿块呈等密度,密度尚均匀;增强扫描后病

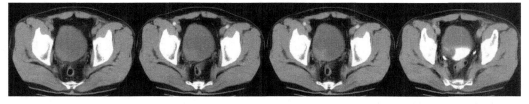

图 3-5-15

灶轻中度强化,排泄期肿块表现为膀胱内充盈缺损,膀胱壁外缘不光滑,周围脂肪间隙欠清,膀胱精囊三角区消失。盆腔内未见明显肿大淋巴结。盆腔内其他结构未见明显侵犯。

3.影像学意见:膀胱内占位性病变,膀胱癌可能性大,建议行膀胱镜检查。

示例 16

1.检查技术:盆腔 CT 平扫。

2.影像学表现(图 3-5-16):扫描示前列腺体积增大,大小为:左右径 5.5cm,上下径 4.7cm,前后径 4.0cm。耻骨联合上 1cm 处仍可见前列腺,部分突入膀胱内。前列腺外形饱满,边界清楚,呈等密度,其内可见点状钙化斑,余未见局灶性异常密度影。双侧膀胱精囊角对称、正常,盆腔内未见肿大淋巴结。

3.影像学意见:①前列腺体积增大,考虑为良性前列腺增生。②前列腺钙化斑形成。

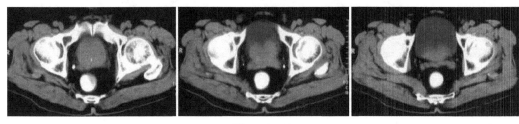

图 3-5-16

示例 17

1.检查技术:盆腔 CT 平扫+增强。

2.影像学表现(图 3-5-17):扫描示前列腺形态不规则,局部隆起,其内可见多个斑点状高密度影,于前列腺外周带见一不规则肿块影,大小约 2.2cm×2.4cm,平扫呈略低密度;增强扫描后肿块呈中度强化,左侧膀胱精囊角变浅,盆腔内可见一直径约 1cm 的淋巴结。

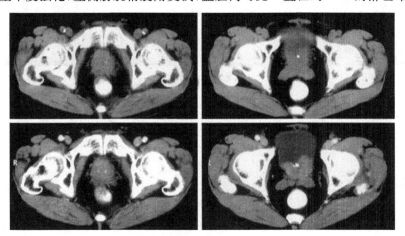

图 3-5-17

3.影像学意见:①前列腺外周带小结节影,前列腺癌可能性大,建议临床进一步检查。②前列腺钙化斑形成。③盆腔淋巴结增大。

示例 18

1.检查技术:盆腔 CT 平扫+增强。

2.影像学表现(图3-5-18):子宫体积增大,外形不规则,局部隆起,子宫后壁可见多发类圆形肿块影,较大的约3.8cm×3.2cm,边界不清,与子宫肌层相比,平扫呈等密度;增强扫描后明显强化,双侧卵巢附件区未见明显异常。膀胱大小、形态正常,膀胱壁光整,其内密度均匀,内未见明显异常密度影。盆腔未见肿大淋巴结和积液影。

3.影像学意见:子宫内占位性病变,子宫肌瘤可能性大,建议临床进一步检查。

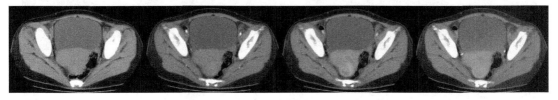

图3-5-18

示例19

1.检查技术:盆腔CT平扫+增强。

2.影像学表现(图3-5-19):扫描示盆腔内见一较大肿块影,呈等低密度,其内密度不均匀;增强后肿块明显不均匀强化,盆腔未见正常形态子宫。双侧卵巢附件区可见明显异常。膀胱充盈不佳,盆壁可见多个肿大淋巴结。

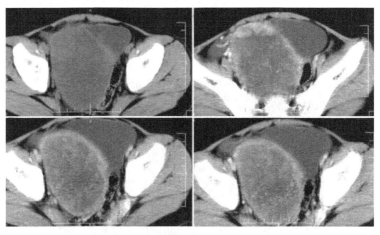

图3-5-19

3.影像学意见:盆腔占位病变,子宫内膜癌并盆腔淋巴结转移可能,建议临床进一步检查。

示例20

1.检查技术:盆腔CT平扫+增强。

2.影像学表现(图3-5-20):左侧附件区可见一不规则低密度影,大小约13.2cm×6.2cm,CT值为24HU,其内密度不均匀,大部分呈囊性低密度,部分呈实性等密度;增强扫描后病灶实性部分呈不均匀强化,囊壁强化,病灶与周围组织分界欠清,子宫、膀胱明显受压移位。膀胱充盈尚好,膀胱壁均匀,未见增厚,膀胱内未见异常密度影。子宫形态、大小、密度未见异常。盆腔未见肿大淋巴结影和积液影。余无殊。

3.影像学意见:左侧附件区囊实性占位性病变,卵巢癌可能性大,建议临床进一步检查。

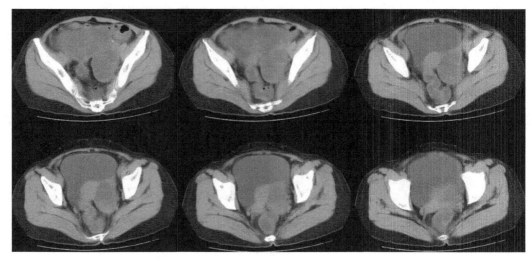

图 3 - 5 - 20

示例 21

1. 检查技术：盆腔 CT 平扫＋增强。

2. 影像学表现（图 3 - 5 - 21）：于右侧附件区可见一类圆形病灶，大小约 2.5cm×2.6cm，平扫呈低密度，CT 值为 21HU；增强扫描后病灶无明显强化，密度均匀，边界光滑，与周围组织分界清楚，对侧附件区未见异常。子宫大小、形态正常，密度无异常。盆腔其他结构未见明显异常。

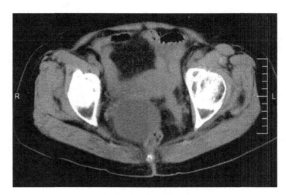

图 3 - 5 - 21

3. 影像学意见：右侧附件区囊性病灶，卵巢囊肿可能性大，建议临床进一步检查。

示例 22

1. 检查技术：盆腔 CT 平扫。

2. 影像学表现（图 3 - 5 - 22）：于下腹部可见一类圆形病灶，大小约 12cm×6.6cm，边界清楚，密度不均匀，有分隔，其内见不规则脂肪密度影、钙化影及软组织密度影。子宫大小、形态正常，密度无异常。膀胱充盈可，其内未见明显异常改变，壁未见局限性增厚。下腹部肠道未见明显异常改变，其内未见明显异常密度影。盆腔内未见明显增大的淋巴结影。盆腔其他结构未见明显异常。

3. 影像学意见：下腹部囊实性占位，畸胎瘤可能性大，建议临床进一步检查。

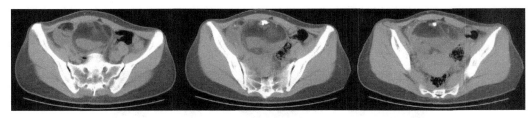

图 3-5-22

示例 23

1.检查技术:全腹部 CT 平扫＋增强。

2.影像学表现(图 3-5-23):肝脏位置、大小、形态正常,肝左、右叶比例正常;肝实质未见异常密度影;动态增强后扫描,肝内未见异常强化影;肝内胆管未见扩张;门脉显示清晰,其内未见充盈缺损。胆囊未见增大,囊内未见明显异常密度影。肾脏、脾脏、胰腺大小、密度未见异常改变,胰管无扩张。腹部见一巨大液性密度影,大小约 24cm×14cm,CT 值约 29HU,其内密度尚均匀,可见分隔;增强扫描后包膜及其内分隔有强化,边界尚光滑,与周围组织分界清楚。子宫大小、形态正常,密度无异常。盆腔其他结构未见明显异常。

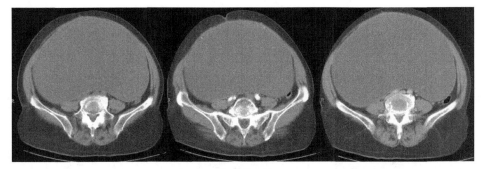

图 3-5-23

3.影像学意见:腹部囊性占位性病变,卵巢囊腺瘤可能性大,建议临床进一步检查。

第六节　脊　柱

脊柱 CT 报告描写内容应包括以下内容。

1.各椎体、椎弓根、椎板、关节突、横突、棘突各部骨质结构和密度有无异常情况。

2.各椎间盘结构、形态、密度有无异常情况、膨出或突出。

3.椎管形态、结构情况,有无狭窄。

4.脊膜情况。

5.脊髓外形、位置、密度有无异常改变。

6.椎管内有无占位灶,增强前后密度有无变化。

示例 1

1.检查技术:颈椎 CT 平扫。

2.影像学表现(图 3-6-1):定位片示颈椎生理曲度正常,诸椎体形态及密度未见异常,椎间隙大小正常;轴位见椎间盘后缘清晰,未见异常软组织影向后膨出及突出,椎管及双侧隐窝未见狭窄,硬膜囊未见受压,黄韧带无明显增厚。椎管内未见异常密度影。

3.影像学意见:颈椎 CT 平扫未见明显异常。

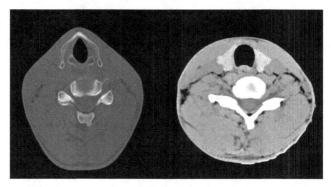

图 3-6-1

示例 2

1.检查技术:腰椎 CT 平扫。

2.影像学表现(图 3-6-2):定位片示腰椎生理曲度正常,诸椎体形态及密度未见异常,椎间隙大小正常;轴位见椎间盘后缘清晰,未见异常软组织影向后膨出及突出,椎管及双侧隐窝未见狭窄,硬膜囊未见受压,黄韧带无明显增厚。椎管内未见异常密度影。

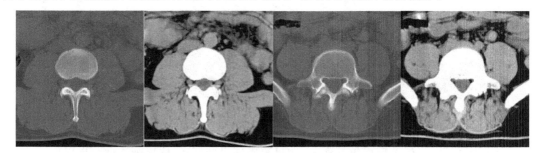

图 3-6-2

3.影像学意见:腰椎 CT 平扫未见明显异常。

示例 3

1.检查技术:腰椎 CT 平扫。

2.影像学表现(图 3-6-3):定位片示腰椎序列不正常,L$_3$ 椎体楔形变,前后径增宽,局部

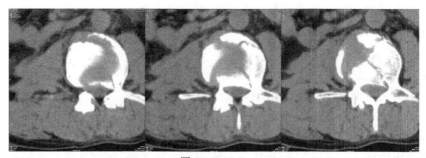

图 3-6-3

成角畸形;轴位见 L₃ 椎体骨皮质断裂,碎骨片向椎管内移位,硬膜囊受压,椎管变形,前后径变窄,右侧椎板、横突断裂,椎旁软组织密度增高,椎管内可见密度增高影。余骨质未见明显异常。

3.影像学意见:L₃ 椎体爆裂性骨折并椎管狭窄。

示例 4

1.检查技术:颈椎 CT 平扫。

2.影像学表现(图 3-6-4):颈椎序列可,生理曲度变直,第 5 颈椎椎体前缘可见多条线状透亮影及多发性骨质断裂;同层面椎管未见狭窄,脊髓未见受压变形、移位;余骨质未见明显异常。

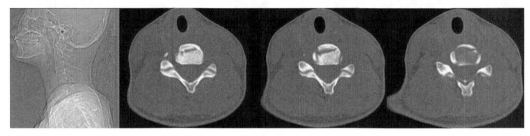

图 3-6-4

3.影像学意见:第 5 颈椎骨折。

示例 5

1.检查技术:颈椎 CT 平扫。

2.影像学表现(图 3-6-5):定位片示颈椎生理曲度变直,诸椎体边缘毛糙、变尖,C₃～C₄、C₄～C₅、C₅～C₆、C₆～C₇ 椎间隙变窄;轴位像见 C₃～C₄、C₄～C₅、C₅～C₆、C₆～C₇ 椎间盘后缘向后局灶性突出,硬膜囊受压,椎管前后径变窄,黄韧带未见增厚,诸椎体周边呈花边状增生,椎旁未见异常软组织影。

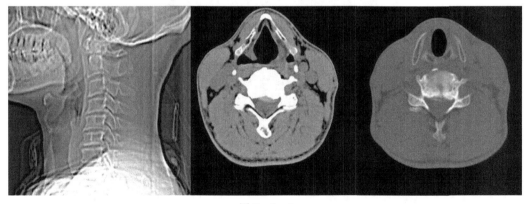

图 3-6-5

3.影像学意见:①C₃～C₄、C₄～C₅、C₅～C₆、C₆～C₇ 椎间盘突出;②颈椎病(颈椎退行性改变)。

示例 6

1.检查技术:腰椎 CT 平扫。

2.影像学表现(图 3-6-6):定位片示腰骶椎生理曲度存在,椎体前后缘毛糙、变尖,各椎间隙未见变窄;横断面示 L₅～S₁ 椎间盘后缘局限左外侧突出,并压迫硬膜囊,左侧侧隐窝明显变窄,硬膜外脂肪消失,左侧神经根可见受压移位,椎管前后径约 0.6cm,黄韧带略增厚,诸椎体周边呈花边样增生。

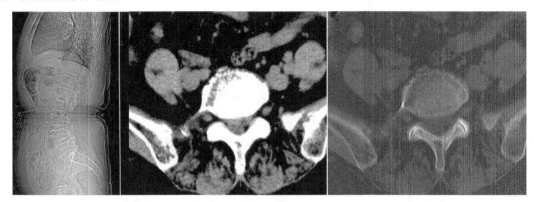

图 3 - 6 - 6

3.影像学意见:① L_5 ~ S_1 椎间盘突出(左外侧型)。②腰椎退行性变。

示例 7

1.检查技术:腰椎 CT 平扫。

2.影像学表现(图 3 - 6 - 7):定位片示腰椎生理曲度变直,椎体前后缘毛糙、变尖,L_3 ~ L_4、L_4 ~ L_5、L_5 ~ S_1 椎间隙变窄;横断面示 L_3 ~ L_4、L_4 ~ L_5、L_5 ~ S_1 椎间盘均匀膨出,硬膜囊受压,双侧侧隐窝变窄,黄韧带略增厚,诸椎体周边呈花边样增生。

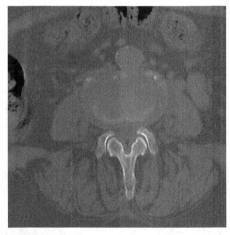

图 3 - 6 - 7

3.影像学意见:①腰椎退行性变。②L_3 ~ L_4、L_4 ~ L_5、L_5 ~ S_1 椎间盘膨出。

示例 8

1.检查技术:腰椎 CT 平扫+增强。

2.影像学表现(图 3 - 6 - 8):定位片示腰椎序列尚正常,L_5 椎体呈轻度楔形变,局部成角畸形后突入椎管内,椎体密度高低不均,相邻椎间隙变窄,腰椎椎体骨质破坏改变;轴位片示 L_4 ~ L_5 椎体密度不均匀,周边骨质硬化增生,向后压迫硬脊膜囊,椎管前后径变窄,有较厚的等密度环,增强扫描呈环形强化,左侧腰大肌及髂腰肌可见不规则低密度影,边界欠清,其内密度不均,可见气体影。余无殊。

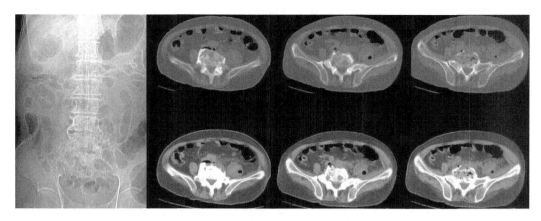

图 3 - 6 - 8

3.影像学意见:$L_4 \sim L_5$ 椎体结核并椎旁冷脓肿形成。

示例 9

1.检查技术:腰椎 CT 平扫＋增强。

2.影像学表现(图 3 - 6 - 9):定位片示腰椎生理曲度正常,L_5 椎体及附件骨质被破坏,轴位片示肿块呈膨胀性生长,CT 值为 40HU,残留骨质较清,周围软组织受压,分界尚清,增强后肿块见明显强化,CT 值为 102HU,肿块向后突入椎管内生长,同层面双侧神经根受压;余椎体未见明显骨质破坏影,诸椎小关节未见明显异常;余椎间隙未见增宽及变窄,椎间盘未见明显突出及膨隆征象,侧隐窝未见明显狭窄,两侧神经根未见明显受压,骨性椎管未见狭窄,黄韧带未见明显肥厚。余椎旁软组织无殊。

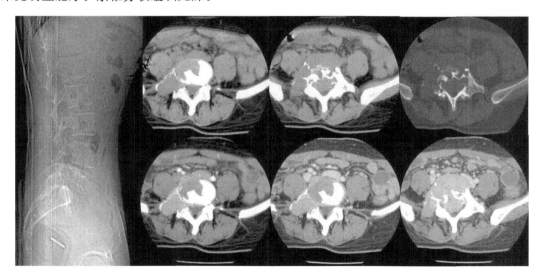

图 3 - 6 - 9

3.影像学意见:L_5 椎体及附件占位性病变,骨肿瘤可能性大,建议临床进一步检查。

示例 10

1.检查技术:颈椎 CT 平扫＋增强。

2.影像学表现(图3-6-10):定位片示颈椎生理曲度尚正常,轴位片示 $C_2 \sim C_3$ 椎体平面左侧椎管内髓外硬膜下区可见哑铃状横跨椎管内外软组织肿块影,边界清楚,大小约 3.2cm× 1.2cm,CT 值为 30HU。 $C_2 \sim C_3$ 椎体左侧椎间孔扩大,增强扫描后病灶呈轻中度强化,CT 值为 73HU。余无殊。

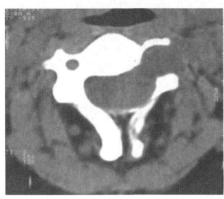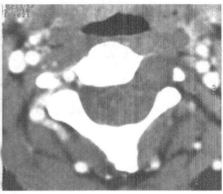

图 3-6-10

3.影像学意见: $C_2 \sim C_3$ 椎体平面椎管内髓外硬膜内占位性病变,神经源性可能性大,建议行 MRI 检查。

示例 11

1.检查技术:腰椎 CT 平扫。

2.影像学表现(图3-6-11):定位片示腰椎生理曲度正常, L_3 椎体内见栅栏状改变;轴位像示该椎体内可见局限性骨密度减低区,边界清楚,其内有增粗的骨小梁,呈圆点花纹状。余椎体及附件未见明显异常,椎旁未见异常软组织影。

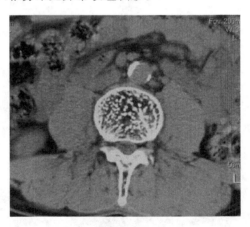

图 3-6-11

3.影像学意见: L_3 椎体异常改变,血管瘤可能性大,建议临床进一步检查。

示例 12

1.检查技术:骶尾椎 CT 平扫＋增强。

2.影像学表现(图3-6-12):定位片示骶椎体膨大变形,轴位像见骶椎膨胀性骨质破坏,内有条片状、斑点状钙化,周围伴有硬化边缘,肿块穿破皮质形成分叶状等低密度影,周围软组织受压移位,分界尚清;增强后显示瘤体中心部分轻度或无强化,边缘明显强化。余无殊。

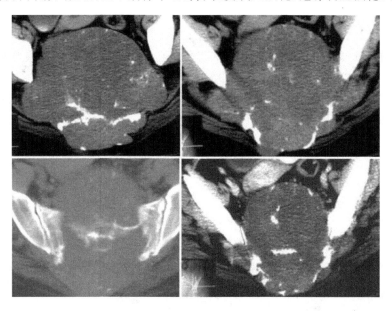

图 3-6-12

3.影像学意见:骶椎体骨质破坏,脊索瘤可能性大,建议临床进一步检查。

示例 13

1.检查技术:腰椎 CT 平扫＋增强。

2.影像学表现(图 3-6-13):定位片示各椎体形态尚正常,L_3 椎体及附件密度减低;轴位见 L_3 椎体密度不均,可见骨质破坏呈软组织影,CT 值为 40HU,增强扫描后略强化,硬膜囊受压,椎管前后径约 1cm,双侧附件亦受累,骨质破坏。余未见明显异常。

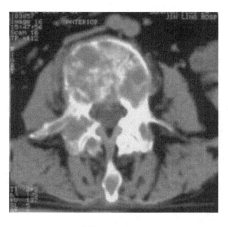

图 3-6-13

3.影像学意见:L_3 椎体及附件病变,椎体转移瘤可能性大,建议临床进一步检查。

第七节 四 肢

四肢关节、骨骼 CT 诊断报告和普通 X 线诊断报告大致相同,普通 X 线对软组织、骨的细微结构显示不如 CT 清晰。四肢关节、骨骼 CT 报告应该注意以下几点:①骨皮质、骨膜、骨髓腔、骨质结构情况。②关节面结构情况。③关节腔情况,有无增宽或变窄。④关节滑膜、滑膜囊情况。⑤软组织有无肿胀。特别是发现病灶时,要重点描述病变的部位、大小、形态、边缘、累及或浸润周围结构情况,增强前后密度变化情况。

示例 1

1. 检查技术:肩关节 CT 平扫+三维重建。

2. 影像学表现(图 3-7-1):平扫示双侧肩关节不对称,右肱骨关节盂正常解剖结构消失,肱骨头骨质断裂,断端错位,骨折块轻度移位,肱骨头向上脱位。关节囊周围软组织肿胀,肌肉间脂肪界限模糊。三维重建所见同平扫,清晰展现骨折块的立体形态及表面骨折线的位置、类型、走向、形状、尺寸范围和骨折移位、脱位的情况。

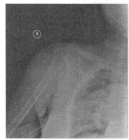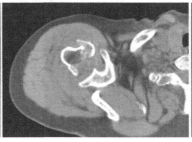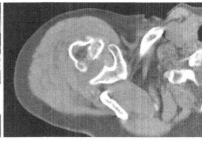

图 3-7-1

3. 影像学意见:右侧肱骨头骨折并肩关节脱位。

示例 2

1. 检查技术:双髋关节 CT 平扫+三维重建。

2. 影像学表现(图 3-7-2):平扫示双侧髋关节不对称,右髋关节正常解剖结构消失,股骨头关节面构成骨骨质断裂,断端错位,骨折块移位,股骨头向后脱位。关节囊周围软组织肿胀,肌肉间脂肪界限模糊。双侧骶髂关节对称,关节间隙清晰,骶骨、髂骨耳状面骨质结构正

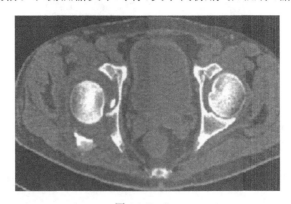

图 3-7-2

常。三维重建所见同平扫,清晰展现骨折块的立体形态及表面骨折线的位置、类型、走向、形状、尺寸范围和骨折移位、脱位的情况。

3.影像学意见:右侧股骨头骨折并髋关节脱位。

示例3

1.检查技术:膝关节CT平扫＋三维重建。

2.影像学表现(图3-7-3):平扫示右膝关节正常解剖结构尚存在,关节间隙增宽,胫骨平台关节面构成骨多处断裂,骨折块无明显移位。关节囊周围软组织肿胀,肌肉间脂肪界限模糊。三维重建所见同平扫,清晰展现骨折块的立体形态及表面骨折线的位置、类型、走向、形状、尺寸范围和骨折移位、脱位的情况。

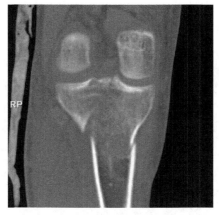

图3-7-3

3.影像学意见:右侧胫骨平台骨折。

示例4

1.检查技术:肘关节CT平扫＋三维重建。

2.影像学表现(图3-7-4):平扫示双侧肘关节不对称,右肱尺关节、肱桡关节、桡尺近侧关节正常解剖结构消失,桡骨头、尺骨近端粉碎性断裂,断端错位,骨折远端向后移位。关节囊周围软组织肿胀,肌肉间脂肪界限模糊。三维重建所见同平扫,直观展现骨折块的立体形态及表面骨折线的位置、类型、走向、形状和骨折移位、脱位等情况。

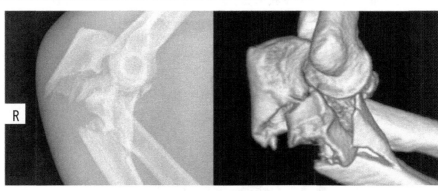

图3-7-4

3.影像学意见:右侧尺、桡骨粉碎性骨折并肘关节脱位。

第八节　CT 血管造影

一、头颅

示例 1

1.检查技术:头颅 CTA(CT 血管造影)。

2.影像学表现(图 3-8-1):双侧颈内动脉颅内段、大脑前动脉、中动脉、后动脉、椎动脉颅内段、基底动脉主干及大分支显影良好,未见明显狭窄及扩张,前交通动脉、两侧后交通动脉未见明显异常,颅内未见异常血管团影。

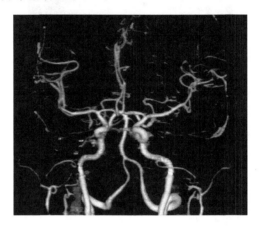

图 3-8-1

3.影像学意见:颅脑 CTA 未见明显异常。

示例 2

1.检查技术:头颅 CTV。

2.影像学表现(图 3-8-2):上矢状窦、下矢状窦、直窦、双侧横窦及乙状窦及其属支显示良好,形态、大小、分布未见异常;未见狭窄、闭塞及充盈缺损影;未见畸形血管影。

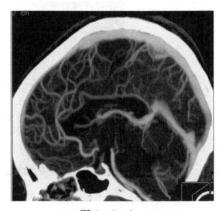

图 3-8-2

3.影像学意见:颅脑 CTV 未见明显异常。

示例 3

1.检查技术:头颅 CTA。

2.影像学表现(图 3-8-3):大脑中动脉外侧裂段区可见一类圆形病灶,直径约 1.0cm×0.7cm,病灶边界清楚,平扫呈等密度;增强扫描后明显强化,CTA 示右侧大脑中动脉分叉部可见局限性瘤样突起。余颅内未见明显异常。

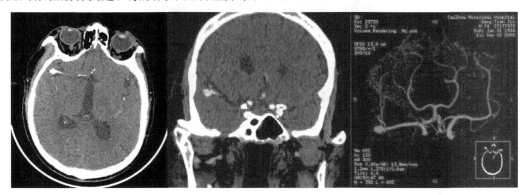

图 3-8-3

3.影像学意见:右侧大脑中动脉分叉部动脉瘤。

示例 4

1.检查技术:头颅 CTA。

2.影像学表现(图 3-8-4):双侧颈内动脉颅内段未见明显狭窄及扩张,右侧大脑前动脉 A1 段未见显示,左侧大脑前动脉、两侧大脑中动脉、后动脉、椎动脉颅内段、基底动脉主干及大分支显影良好,未见明显狭窄及扩张,前交通动脉、两侧后交通动脉未见明显异常,颅内未见异常血管团影。

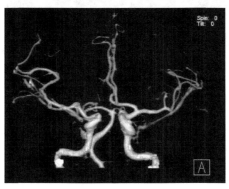

图 3-8-4

3.影像学意见:右侧大脑前动脉 A1 段未见显示。

示例 5

1.检查技术:头颅 CTA。

2.影像学表现(图 3-8-5):两侧后交通动脉起始部可见瘤样突起,大小分别为 0.5cm×0.4cm 和 0.4cm×0.3cm;前交通动脉,两侧大脑前、中、后动脉,椎动脉颅内段,基底动脉主干及大分支显示清楚,显影良好,未见明显狭窄及扩张征象,颅内未见异常血管团影。

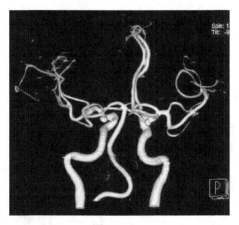

图 3-8-5

3.影像学意见:两侧后交通动脉起始部动脉瘤。

示例 6

1.检查技术:头颅 CTA。

2.影像学表现(图 3-8-6):前交通动脉可见瘤样突起,大小约 0.5cm×0.3cm;双侧颈内动脉颅内段未见明显异常,右侧大脑前动脉 A1 段纤细,左侧大脑前动脉,两侧中动脉、后动脉,椎动脉颅内段,基底动脉主干及大分支未见明显狭窄及扩张征象,颅内未见异常血管团影。

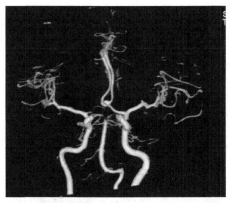

图 3-8-6

3.影像学意见:①前交通动脉瘤。②右侧大脑前动脉 A1 段纤细。

示例 7

1.检查技术:头颅 CTA。

2.影像学表现(图 3-8-7):右侧大脑中动脉分叉部见金属银夹影,右侧大脑中动脉 M1 段及其他分支显影良好,未见明显狭窄及扩张征象,左侧大脑中动脉、双侧颈内动脉颅内段、大脑前动脉、大脑后动脉、椎动脉颅内段、基底动脉主干及大分支显影良好,未见明显狭窄及扩张。

3.影像学意见:右侧大脑中动脉分叉部动脉瘤夹闭术后改变。

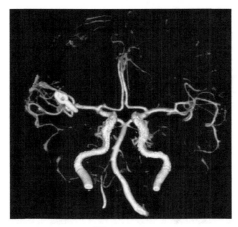

图 3-8-7

示例 8

1.检查技术：头颅 CTA。

2.影像学表现(图 3-8-8)：右侧额叶可见畸形血管团影，供血动脉主支来自右侧大脑前动脉分支，引流静脉向上引入上矢状窦，其余脑实质未见异常密度影；两侧大脑中、后动脉，椎动脉颅内段，基底动脉主干及大分支显示清楚，显影良好，未见明显异常血管影。

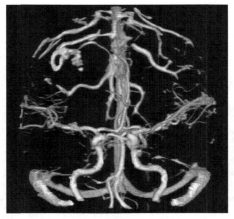

图 3-8-8

3.影像学意见：右侧额叶动、静脉畸形。

示例 9

1.检查技术：头颅 CTA。

2.影像学表现(图 3-8-9)：两侧颈内动脉末段狭窄或闭塞，两侧大脑前动脉、大脑中动脉狭窄或闭塞，两侧大脑后动脉代偿性增粗，脑底部可见密集呈网状的异常血管影，两侧椎动脉颅内段、基底动脉主干及分支未见明显狭窄及扩张征象。

3.影像学意见：烟雾病。

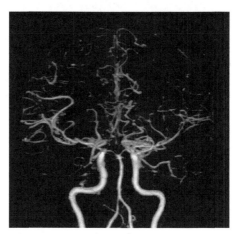

图 3-8-9

二、颈部

示例 10

1. 检查技术:头颈部CTA。

2. 影像学表现(图3-8-10):双侧颈总动脉、颈内动脉、颈外动脉走行正常,管壁未见明显斑块,管腔未见明显狭窄及扩张改变,双侧椎动脉及基底动脉未见明显狭窄与扩张。

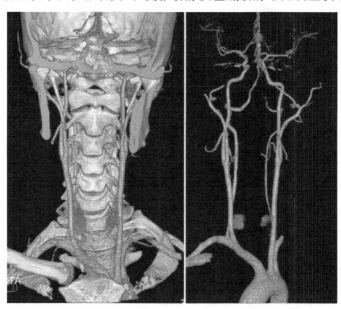

图 3-8-10

3. 影像学意见:颈动脉CTA未见明显异常。

示例 11

1. 检查技术:头颈部CTA。

2. 影像学表现(图3-8-11):双侧颈总动脉、颈内动脉、颈外动脉走行正常,管壁未见明显斑块征象,管腔未见明显狭窄及扩张改变,左侧椎动脉起自主动脉弓,管腔纤细,右侧椎动脉及基底动脉未见明显狭窄与扩张。

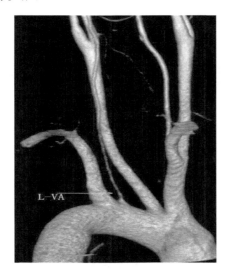

图 3 - 8 - 11

3.影像学意见:左侧椎动脉起自主动脉弓,管腔纤细。

示例 12

1.检查技术:头颈部 CTA。

2.影像学表现(图 3 - 8 - 12):双侧颈总动脉显示良好,管腔未见明显斑块及狭窄,左侧颈内动脉起始部可见非钙化斑块形成,管腔最大狭窄为 70%~80%,右侧颈内动脉、双侧颈外动脉血管显影良好,管腔未见明显狭窄及扩张,两侧椎动脉、基底动脉未见明显狭窄及扩张。

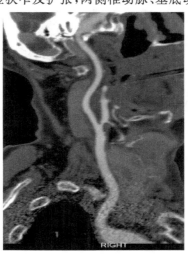

图 3 - 8 - 12

3.影像学意见:左侧颈内动脉起始部粥样硬化,管腔狭窄。

示例 13

1.检查技术:头颈部 CTA。

2.影像学表现(图 3 - 8 - 13):右侧颈内动脉起始部可见钙化斑块,管腔未见明显狭窄,左侧颈总动脉、两侧颈内动脉、颈外动脉未见明显狭窄及扩张征象,两侧椎动脉、基底动脉未见明显狭窄及扩张。

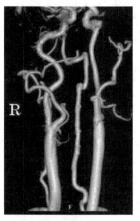

图 3－8－13

3.影像学意见:右侧颈内动脉起始部轻度粥样硬化。

三、胸部

示例 14

1.检查技术:胸部 CTA。

2.影像学表现(图 3－8－14):肺动脉显影良好,主动脉、左肺动脉及右肺动脉主干及其分支未见明显充盈缺损,未见明显狭窄与扩张征象,两侧肺野内未见异常密度影。

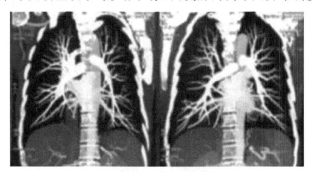

图 3－8－14

3.影像学意见:肺动脉 CTA 未见明显异常。

示例 15

1.检查技术:胸部 CTA。

2.影像学表现(图 3－8－15):升主动脉、主动脉弓、胸主动脉显影良好,未见明显扩张及斑块形成,头臂动脉、左侧颈总动脉、锁骨下动脉近段血管显影良好,未见明显狭窄及扩张。

3.影像学意见:胸主动脉 CTA 未见明显异常。

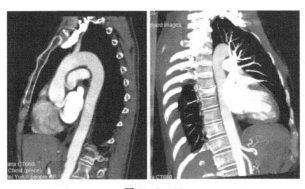

图 3 - 8 - 15

示例 16

1.检查技术:胸部 CTA。

2.影像学表现(图 3 - 8 - 16):肺动脉显影良好,主动脉未见明显充盈缺损征象,左、右肺动脉主干及其分支管腔内可见多发充盈缺损影,两侧肺野内未见异常密度影。两侧胸腔可见弧形低密度影。

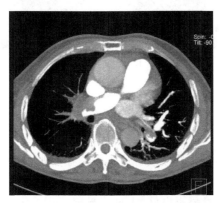

图 3 - 8 - 16

3.影像学意见:①双侧肺动脉栓塞。②两侧胸腔少量积液。

示例 17

1.检查技术:胸部 CTA。

2.影像学表现(图 3 - 8 - 17):左肺下叶脊柱旁可见类圆形软组织影,边界清楚,无支气管

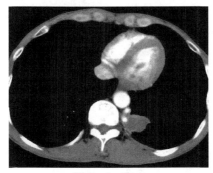

图 3 - 8 - 17

相通,增强后病灶可见强化,并可见一自主动脉发出的增粗血管影进入病变内,余肺内及支气管未见明显异常。

3.影像学意见:左肺下叶肺隔离症。

示例 18

1.检查技术:胸部CTA。

2.影像学表现(图3-8-18):升主动脉明显扩张,最大直径约8.3cm,长约12.1cm,主动脉弓及降主动脉未见明显狭窄及扩张征象,管壁未见明显斑块,头臂动脉、左侧颈总动脉、锁骨下动脉近段血管显影良好,未见明显狭窄及扩张。

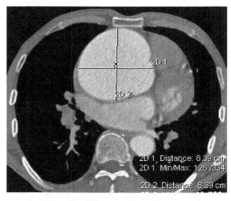

图 3-8-18

3.影像学意见:升主动脉瘤。

示例 19

1.检查技术:胸部CTA。

2.影像学表现(图3-8-19):胸主动脉中下段明显扩张,最大直径为5.0cm,长约6.2cm,管壁可见弧形低密度影,升主动脉、主动脉弓未见明显斑块、狭窄及扩张征象,头臂动脉、左侧颈总动脉、锁骨下动脉近段血管显影良好,未见明显狭窄及扩张。

3.影像学意见:胸主动脉瘤并附壁血栓形成。

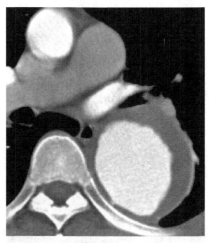

图 3-8-19

示例 20

1. 检查技术：胸腹部 CTA。

2. 影像学表现（图 3-8-20）：主动脉弓至左侧髂外动脉可见螺旋走行的撕裂内膜片影，分隔主动脉，呈"双腔"改变，真、假腔内均可见造影剂进入，真腔较小，假腔较大，内膜可见多发破口影，初始破口位于主动脉弓水平左侧锁骨下动脉开口处，远端距离左锁骨下动脉开口约43cm，头臂干、左侧颈总动脉、左侧锁骨下动脉近段未见明显异常，腹腔干起自真腔，肠系膜上动脉起自真腔，右肾动脉起自真腔，左肾动脉起自假腔，肠系膜下动脉起自真腔，右侧髂总及髂内、外动脉未见明显异常，胸、腹腔未见积液征象。

3. 影像学意见：主动脉夹层 DeBakey Ⅲ型。

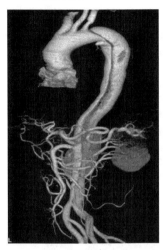

图 3-8-20

示例 21

1. 检查技术：胸腹部 CTA。

2. 影像学表现（图 3-8-21）：自升主动脉起始部至腹主动脉末端可见螺旋走行的撕裂内膜影，分隔主动脉，呈"双腔"改变，真、假腔内均可见造影剂进入，真腔较小，假腔较大，内膜可

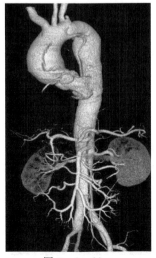

图 3-8-21

见多发破口影,初始破口位于升主动脉,头臂干、左侧颈总动脉近段未见异常,左侧锁骨下动脉近段可见撕裂内膜影,腹腔干骑跨于真假腔,肠系膜上动脉起自真腔,右肾动脉起自假腔,左肾动脉起自真腔,肠系膜下动脉起自假腔,胸、腹腔未见积液。

3.影像学意见:主动脉夹层 DeBakey Ⅰ型。

示例 22

1.检查技术:胸腹部 CTA。

2.影像学表现(图3-8-22):主动脉夹层支架置入术后复查:升主动脉未见明显异常,主动脉弓及降主动脉近段可见高密度支架影,支架未见断裂、变形、移位表现,支架内管腔通畅,支架周围可见低密度影围绕,支架以远主动脉至右侧髂总动脉可见撕裂内膜影,部分假腔内未见造影剂进入,内膜可见破口影,头臂干、左侧颈总动脉近段未见明显异常,左锁骨下动脉开口被支架覆盖,腹腔干、肠系膜上动脉跨真、假腔,右肾动脉起自假腔,左肾动脉起自真腔,肠系膜下动脉起自假腔,胸、腹腔未见积液征象。

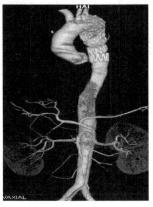

图 3-8-22

3.影像学意见:主动脉夹层 DeBakey Ⅲ型支架置入术后改变。

示例 23

1.检查技术:胸腹部 CTA。

2.影像学表现(图3-8-23):主动脉夹层 DeBakey Ⅰ型术后。升主动脉可见人工血管影,

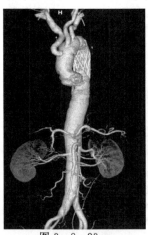

图 3-8-23

吻合口未见明显狭窄,人工血管未见明显异常,血管周围可见低密度影围绕,头臂动脉、左颈总动脉、左侧锁骨下动脉人工血管未见明显异常,主动脉弓及降主动脉近段见高密度支架影,支架未见断裂、变形、移位表现,支架内管腔通畅,支架以远主动脉至腹主动脉末端可见撕裂内膜影,部分假腔内未见造影剂进入,腹腔干跨真、假腔,肠系膜上动脉起自真腔,右肾动脉起自假腔,左肾动脉起自真腔,肠系膜下动脉起自假腔,胸、腹腔未见积液。

3.影像学意见:主动脉夹层 DeBakey I 型术后改变。

示例 24

1.检查技术:胸腹部 CTA。

2.影像学表现(图 3-8-24):左侧颈总动脉近段管壁增厚,管腔明显狭窄,右侧颈总动脉未见明显异常,左侧锁骨下动脉近段管壁增厚,管腔明显狭窄,右侧锁骨下动脉未见明显异常,升主动脉、主动脉弓管壁可见钙化斑块,管腔未见明显狭窄,降主动脉起始部至腹主动脉下段管壁不均匀增厚,管壁可见钙化斑块,管腔不同程度狭窄,狭窄远端腹主动脉瘤样扩张,宽约5.3cm,长约7.4cm,腹腔干、肠系膜下动脉未见明显异常,双肾动脉起始部管壁增厚,管腔狭窄,两侧髂总动脉未见明显异常。

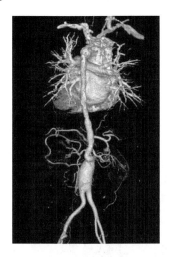

图 3-8-24

3.影像学意见:左侧颈总动脉及锁骨下动脉、主动脉、双肾动脉炎性改变,符合大动脉炎表现。

示例 25

1.检查技术:胸腹主动脉 CTA。

2.影像学表现(图 3-8-25):主动脉走行正常,升主动脉未见明显狭窄及斑块征象,主动脉弓及降主动脉可见多个不规则小突起,主动脉弓至腹主动脉下段管壁可见新月形低密度影,宽约11mm,内膜未见明显破口影,降主动脉管壁可见钙斑内移征象,头臂动脉、左侧颈总动脉、锁骨下动脉近段未见明显狭窄及扩张,腹腔干、肠系膜上动脉、脾动脉、双肾动脉、肠系膜下动脉管腔未见明显狭窄及扩张。

3.影像学意见:主动脉穿透性溃疡并壁内血肿形成。

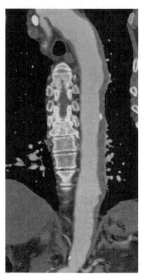

图 3 - 8 - 25

四、腹部

示例 26

1. **检查技术**：胸腹部 CTA。

2. **影像学表现**（图 3 - 8 - 26）：腹主动脉显影良好，未见明显狭窄及斑块影，腹腔干、肝总动脉、肝固有动脉、肠系膜上动脉、脾动脉、双肾动脉、肠系膜下动脉及其分支管壁光滑，管腔未见异常狭窄及扩张。双肾动脉主干及其分支显影良好，双肾动脉均发自腹主动脉，管腔未见异常狭窄及扩张，管壁未见明显斑块，双侧肾静脉主干及分支显影良好，未见明显异常。

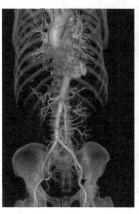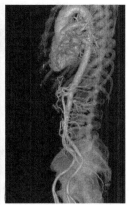

图 3 - 8 - 26

3. **影像学意见**：①腹主动脉 CTA 未见明显异常。②肾血管 CTA 成像未见明显异常。

示例 27

1. **检查技术**：腹主动脉 CTA。

2. **影像学表现**（图 3 - 8 - 27）：腹主动脉管壁可见钙化及非钙化斑块形成，管腔稍变窄，腹腔干、肝总动脉、肝固有动脉、肠系膜上动脉、脾动脉、双肾动脉、肠系膜下动脉及其分支管壁光滑,管腔未见异常狭窄及扩张。

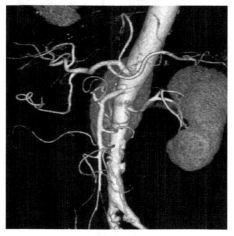

图 3 - 8 - 27

3.影像学意见:腹主动脉轻度粥样硬化。

示例 28

1.检查技术:腹部 CTA。

2.影像学表现(图 3 - 8 - 28):腹主动脉管壁可见钙化及非钙化斑块影,肾动脉水平下15cm 处腹主动脉管腔呈瘤样扩张,最宽径约 4.6cm,长约 6.8cm,管壁周围可见低密度影,两侧髂总动脉未见明显异常狭窄及扩张,腹腔干、肝总动脉、肝固有动脉、肠系膜上动脉、脾动脉、双肾动脉、肠系膜下动脉管腔未见明显狭窄及扩张。

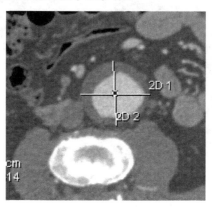

图 3 - 8 - 28

3.影像学意见:腹主动脉瘤并附壁血栓形成。

示例 29

1.检查技术:腹部 CTA。

2.影像学表现(图 3 - 8 - 29):腹主动脉下段及两侧髂总动脉可见高密度支架影,支架未见断裂、变形、移位表现,支架内管腔通畅,支架周围可见低密度影围绕,腹腔干、肝总动脉、肝固有动脉、肠系膜上动脉、脾动脉、双肾动脉管腔未见明显狭窄及扩张。

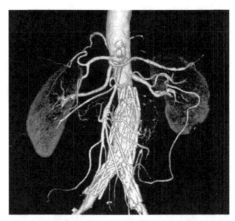

图 3 - 8 - 29

3.影像学意见:腹主动脉瘤支架置入术后改变。

示例 30

1.检查技术:腹部 CTA。

2.**影像学表现**(图 3 - 8 - 30):腹主动脉管壁可见少许钙化斑块影,肠系膜上动脉近段管腔突然中断,管腔内可见低密度充盈缺损,远段管腔可见显影,腹腔干、肝总动脉、肝固有动脉、脾动脉、双肾动脉、肠系膜下动脉及其分支管壁光滑,未见明显充盈缺损及栓塞征象。肠管扩张积液,并可见气液平面,肠壁变薄,强化程度减低。

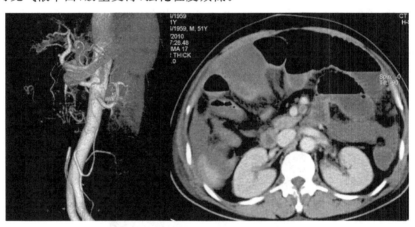

图 3 - 8 - 30

3.影像学意见:肠系膜上动脉栓塞并肠梗阻。

示例 31

1.检查技术:腹部 CTA。

2.**影像学表现**(图 3 - 8 - 31):腹主动脉显影良好,未见明显狭窄及斑块征象,腹腔干、肠系膜上动脉、脾动脉、双肾动脉、肠系膜下动脉及其分支管腔未见明显狭窄及扩张;肠系膜上静脉增粗,其内可见低密度充盈缺损,门静脉主干及分支未见明显充盈缺损。

3.影像学意见:肠系膜上静脉血栓形成。

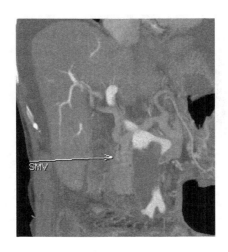

图 3-8-31

示例 32

1. 检查技术腹部 CTA。

2. 影像学表现(图 3-8-32):腹主动脉显影良好,未见明显狭窄及斑块征象,腹腔干、肝总动脉、肝固有动脉、肠系膜上动脉、脾动脉及其分支管腔未见明显狭窄及扩张,门静脉主干未见正常显影,代之为局部多支紊乱血管;肠系膜上静脉、脾静脉纤细,其内未见明显低密度充盈缺损。

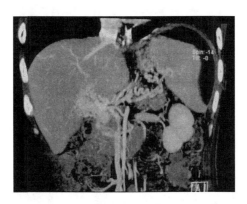

图 3-8-32

3. 影像学意见:门静脉海绵样变性。

示例 33

1. 检查技术:腹部 CTA。

2. 影像学表现(图 3-8-33):双肾动脉主干及其分支显影良好,双肾动脉均发自腹主动脉,双肾供血动脉有两支,双肾动脉管腔未见异常狭窄及扩张,管壁未见明显斑块,双侧肾静脉主干及其分支显影良好,未见明显异常。

3. 影像学意见:双肾动脉两支供血。

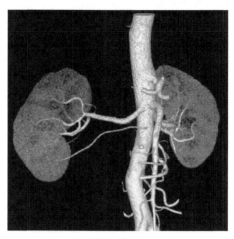

图 3 - 8 - 33

示例 34

1.**检查技术**:腹部 CTA。

2.**影像学表现**(图 3 - 8 - 34):双肾动脉均发自腹主动脉,右肾动脉主干未见明显异常,左肾动脉后段分支可见低密度充盈缺损,其余分支未见明显充盈缺损,右肾动脉主干及其分支未见明显充盈缺损征象,双侧肾静脉主干及其分支显影良好,未见明显异常,左肾可见片状低密度影,边界不清,右肾实质未见异常密度影。

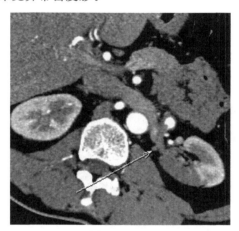

图 3 - 8 - 34

3.**影像学意见**:左肾动脉栓塞并肾梗死。

示例 35

1.**检查技术**:腹部 CTA。

2.**影像学表现**(图 3 - 8 - 35):双肾动脉显影良好,双肾动脉均发自腹主动脉,双肾动脉主干管壁可见非钙化斑块影,管径最大狭窄约 80%,双侧肾静脉主干及其分支显影良好,未见明显异常。

3.**影像学意见**:双肾动脉粥样硬化,管腔狭窄。

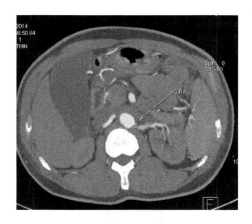

图 3 - 8 - 35

示例 36

1.检查技术:胸腹部 CTA。

2.影像学表现(图 3 - 8 - 36):肠系膜上动脉起始部与腹主动脉夹角约 10°,左肾静脉远段受压变窄,近中段增粗,呈漏斗样改变,腹腔干、肠系膜上动脉、双肾动脉主干各分支显示清楚,管腔未见明显狭窄及扩张。

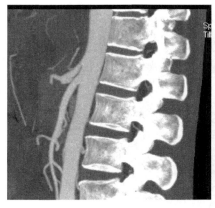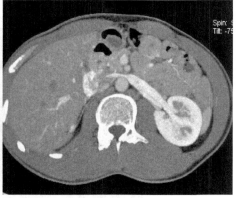

图 3 - 8 - 36

3.影像学意见:"胡桃夹"综合征。

五、四肢血管

示例 37

1.检查技术:下肢 CTA。

2.影像学表现(图 3 - 8 - 37):腹主动脉下段,双侧髂总动脉、髂内动脉、髂外动脉、股动脉、股浅动脉、股深动脉、腘动脉、胫前动脉、胫后动脉及腓动脉显影良好,未见明显异常狭窄、扩张及异常血管团影,管壁未见明显斑块及充盈缺损。

3.影像学意见:下肢动脉 CTA 未见明显异常。

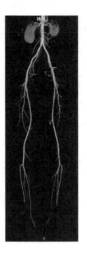

图 3-8-37

示例 38

1.检查技术：上肢 CTA。

2.影像学表现（图 3-8-38）：两侧锁骨下动脉、腋动脉、肱动脉、尺动脉、桡动脉显影良好，未见明显异常狭窄、扩张及异常血管团影，管壁未见明显斑块及充盈缺损。

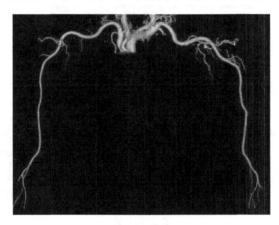

图 3-8-38

3.影像学意见：双上肢动脉 CTA 未见明显异常。

示例 39

1.检查技术：上肢 CTA。

2.影像学表现（图 3-8-39）：左侧锁骨下动脉起始段管壁可见非钙化斑块影，管腔最大狭窄约 85%，中远段显影良好，管腔未见明显狭窄及扩张；右侧锁骨下动脉未见明显狭窄及斑块影。两侧腋动脉、肱动脉、尺动脉、桡动脉显影良好，未见明显异常狭窄及扩张，管壁未见明显斑块及充盈缺损。

3.影像学意见：左侧锁骨下动脉狭窄。

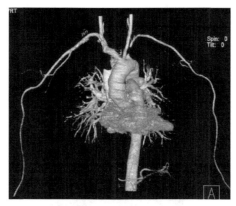

图 3 - 8 - 39

示例 40

1. 检查技术：下肢 CTA。

2. 影像学表现（图 3 - 8 - 40）：腹主动脉下段及双侧髂总动脉、髂内动脉、髂外动脉、股浅动脉、腘动脉、胫前动脉、胫后动脉及腓动脉管壁可见多发钙化及非钙化斑块影，管腔不同程度狭窄；右侧胫前动脉未见明显显影。

3. 影像学意见：双下肢动脉粥样硬化，右侧胫前动脉节段性闭塞。

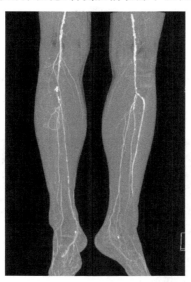

图 3 - 8 - 40

示例 41

1. 检查技术：下肢部 CTA。

2. 影像学表现（图 3 - 8 - 41）：腹主动脉下段及双侧髂内动脉、髂外动脉、股动脉、股浅动脉可见多发钙化及非钙化斑块影，管腔不同程度狭窄，左侧股浅动脉节段性未见显影，周围可见少量侧支血管影，两侧腘动脉、胫前动脉、胫后动脉及腓动脉可见钙化及非钙化斑块影，管腔呈不同程度狭窄，部分管腔狭窄程度大于 80%。

3. 影像学意见：双下肢动脉粥样硬化，左侧股浅动脉节段性闭塞并侧支循环形成。

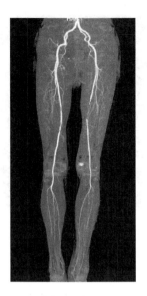

图 3 - 8 - 41

六、冠状动脉

示例 42

1. 检查技术:冠脉 CTA。

2. 影像学表现(图 3 - 8 - 42):以回顾性心电门控采集,采集心率 64～75 次/分,平均心率 70 次/分。冠状动脉显影良好,管壁光滑,左、右冠状动脉起源于双侧冠状窦壁,走行未见异常;冠脉呈右优势型分布,右冠、锐缘支、后降支、左主干、前降支、对角支、回旋支及钝缘支未见明显狭窄及斑块征象。

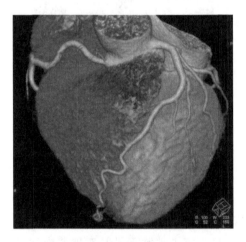

图 3 - 8 - 42

3. 影像学意见:冠状动脉 CTA 未见明显异常。

示例 43

1. 检查技术:冠脉 CTA。

2.影像学表现(图 3-8-43):以回顾性心电门控采集,采集心率 74～88 次/分,平均心率 80 次/分。冠状动脉显影良好,管壁光滑,左冠状动脉起源于左侧冠状窦壁,右冠状动脉起源于右冠窦上方升主动脉,左、右冠状动脉走行未见异常,冠脉呈右优势型分布,右冠、锐缘支、后降支、左主干、前降支、对角支、回旋支及钝缘支未见明显狭窄及斑块征象。

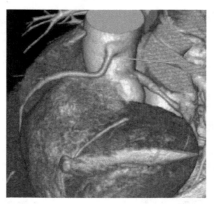

图 3-8-43

3.影像学意见:右冠状动脉高位开口。

示例 44

1.检查技术:冠脉 CTA。

2.影像学表现(图 3-8-44):以回顾性心电门控采集,采集心率 72～86 次/分,平均心率 78 次/分。冠状动脉显影良好,管壁光滑,左、右冠状动脉起源于双侧冠状窦壁,走行未见异常,冠脉呈右优势型分布,前降支中段可见一段冠脉走行于浅表心肌内,收缩期管腔轻度狭窄,右冠、锐缘支、后降支、左主干、对角支、回旋支及钝缘支未见明显狭窄及斑块征象。

3.影像学意见:前降支壁冠状动脉,收缩期管腔轻度狭窄。

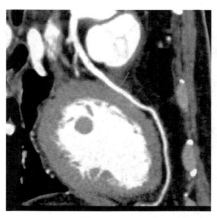

图 3-8-44

示例 45

1.检查技术:胸部 CTA。

2.影像学表现(图 3-8-45):以回顾性心电门控采集,采集心率 65～80 次/分,平均心率 72 次/分。冠状动脉显影良好,左、右冠状动脉起源于双侧冠状窦壁,走行未见异常。冠脉呈右优势型分布,右冠状动脉近中段可见非钙化斑块影,管腔最大狭窄位于中段,狭窄为75%～85%,后降支未见明显狭窄及斑块征象。左冠主干分叉部及前降支近中段可见钙化斑块及混合斑块影,管腔最大狭窄位于前降支近段,狭窄为90%～95%;对角支可见非钙化斑块影,管腔狭窄为70%～80%;回旋支可见非钙化斑块影,管腔狭窄为70%～80%。

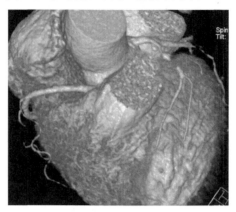

图 3 - 8 - 45

3.影像学意见:冠状动脉粥样硬化,前降支重度狭窄。

示例 46

1.检查技术:冠脉 CTA。

2.影像学表现(图 3 - 8 - 46):以回顾性心电门控采集,采集心率64～75次/分,平均心率68次/分。冠状动脉显影良好,左、右冠状动脉起源于双侧冠状窦壁,走行未见异常。冠脉呈右优势型分布,右冠状动脉近中段可见高密度支架影,支架内管腔尚通畅,右冠近段邻近支架近端可见非钙化斑块影,管腔狭窄40%～50%。左冠主干、前降支、对角支、回旋支、钝缘支未见明显狭窄及斑块征象。

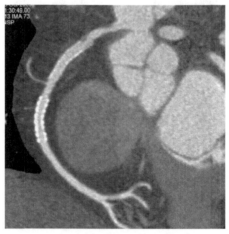

图 3 - 8 - 46

3.影像学意见:右冠状动脉支架置入术后,支架内管腔基本通畅。

示例 47

1. 检查技术：冠脉 CTA。

2. 影像学表现（图 3-8-47）：以回顾性心电门控采集，采集心率 67～74 次/分，平均心率 71 次/分。冠状动脉局部管壁模糊，左、右冠状动脉起源于双侧冠状窦壁，走行未见异常。冠脉呈右优势型分布，右冠可见高密度支架影，支架内管腔可见低密度影，支架两端右冠可见钙化及非钙化斑块影，管腔最大狭窄位于右冠近段，狭窄为 60%～70%；左冠主干可见非钙化斑块影，管腔狭窄为 50%～60%；前降支近中段可见高密度支架影，支架内管腔尚通畅，支架两端前降支未见明显狭窄及斑块影。

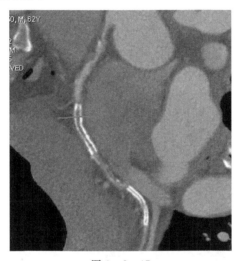

图 3-8-47

3. 影像学意见：①右冠、前降支支架置入术后改变，右冠支架内低密度影，考虑血栓可能性大，建议行 DSA 检查。②冠状动脉粥样硬化。

示例 48

1. 检查技术：冠脉 CTA。

2. 影像学表现（图 3-8-48）：以回顾性心电门控采集，采集心率 62～75 次/分，平均心率 68 次/分。冠状动脉搭桥术后，冠状动脉显影良好，左、右冠状动脉起源于双侧冠状窦壁，走行未见异常。冠脉呈右优势型分布，右冠状动脉、后降支未见明显狭窄及斑块征象，左冠主干未

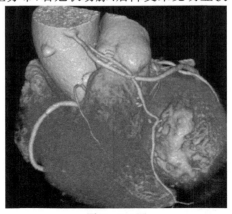

图 3-8-48

见明显异常,前降支近中段可见钙化及非钙化斑块影,管腔节段性重度狭窄,回旋支可见钙化及非钙化斑块影,管腔节段性近乎闭塞。可见两支搭桥动脉影,一支向下走行,与前降支远段吻合,搭桥血管基本通畅,管腔未见明显狭窄征象;另一支自升主动脉向下走行,经对角支与回旋支远段吻合,搭桥血管基本通畅,管腔未见明显狭窄征象。

3.影像学意见:①冠状动脉搭桥术后,搭桥血管基本通畅。②原有冠状动脉粥样硬化,管腔不同程度狭窄、闭塞。

七、先天性心脏病

示例 49

1.检查技术:胸部 CTA。

2.影像学表现(图 3-8-49):主动脉弓降部可见局限性狭窄,最窄处管腔直径约 10mm,狭窄以远降主动脉扩张,升主动脉未见明显狭窄及扩张,肺动脉及其分支增粗。

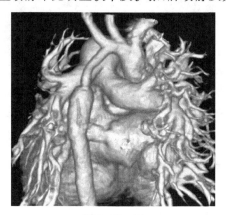

图 3-8-49

3.影像学意见:主动脉弓降部缩窄。

示例 50

1.检查技术:胸部 CTA。

2.影像学表现(图 3-8-50):心脏及大血管位置基本正常,各房室连接未见明显异常,房间隔、室间隔未见明显缺损,降主动脉与主肺动脉之间见管状相通影,宽约 12mm,肺动脉及其

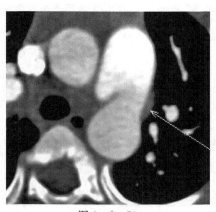

图 3-8-50

分支显著增粗,右心房、右心室增大。

3.影像学意见:动脉导管未闭。

示例 51

1.检查技术:胸部 CTA。

2.影像学表现(图 3-8-51):心脏位置基本正常,各房室连接未见明显异常,室间隔可见一大小约 15mm 的缺损,房间隔未见明显缺损。主动脉骑跨于室间隔上,骑跨率约 60%,主肺动脉宽约 31mm,右肺动脉宽约 26mm,左肺动脉宽约 25mm,过膈肌处降主动脉直径约 15mm,主动脉弓及降主动脉位于脊柱右侧,左、右冠状动脉起源、走行未见明显异常。右心房、右心室增大,右心室室壁增厚。

3.影像学意见:法洛四联症,右位主动脉弓。

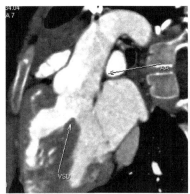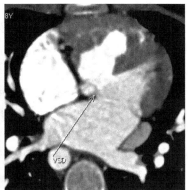

图 3-8-51

第四章 MRI 诊断报告

MRI 诊断报告的书写与 CT 诊断报告大致相同,但应加上信号有无异常、不同扫描系列的改变、T_1WI 信号改变、T_2WI 信号改变、水抑制序列信号改变、Gd-DTPA 增强扫描信号改变等。

第一节 头 颅

示例 1

1.检查技术:颅内 MRI 平扫,SE 横断位 T_1WI、T_2WI、FLAIR(磁共振成像液体抑制反转恢复序列),矢状位 T_1WI。

2.影像学表现(图 4-1-1):双侧大脑半球对称,灰、白质对比正常,未见局灶性信号异常,脑室系统对称、不扩大,脑沟、脑裂、脑池大小及形态正常,中线结构居中,幕下小脑、脑干无异常,矢状面扫描示垂体大小、形态正常。

3.影像学意见:颅内 MRI 平扫未见明显异常。

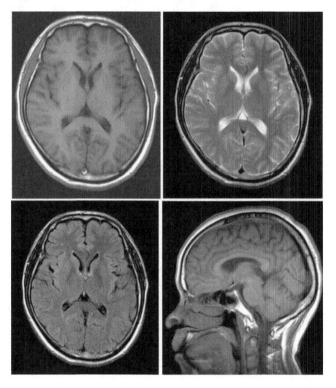

图 4-1-1

示例 2

1. 检查技术:MRA 3D TOF(时间飞跃法)。

2. 影像学表现(图 4-1-2):颅脑 MRA 示脑基底动脉环完整,双侧颈内动脉、大脑前动脉、大脑后动脉及其分支显示清晰,走行正常,无明显局灶性增粗或变细。

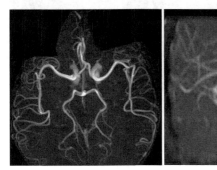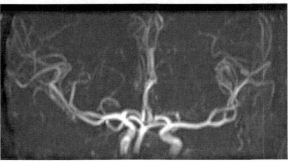

图 4-1-2

3. 影像学意见:脑部 MRA 未见明显异常。

示例 3

1. 检查技术:横断位 T_1WI、T_2WI。

2. 影像学表现(图 4-1-3):双侧大脑半球、小脑及脑干对称,脑回变小,脑实质内未见明显局灶性信号异常,幕上脑室系统轻度扩大,中线结构居中,脑沟、脑裂、脑池、蛛网膜下腔稍增宽。

3. 影像学意见:脑萎缩。

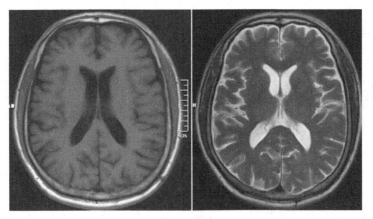

图 4-1-3

示例 4

1. 检查技术:横断位 T_1WI、T_2WI、FLAIR。

2. 影像学表现(图 4-1-4):半卵圆中心区可见多发点状、斑点状信号异常,T_1WI 低信号,T_2WI 高信号,水抑制序列呈高信号,病变边界清楚,周围无水肿,无占位表现。

3. 影像学意见:脑内多发腔隙性脑梗死。

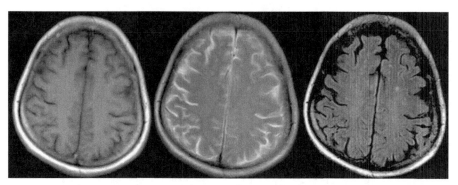

图 4 - 1 - 4

示例 5

1.检查技术:横断位 T_1WI、FLAIR、T_2WI、DWI、ADC,矢状位 T_1WI。

2.影像学表现(图 4 - 1 - 5):左侧大脑半球颞叶、基底节区可见大片状信号异常,呈扇形,病灶同时累及皮质及皮质下区,T_1WI 为略低信号,T_2WI 为高信号,水抑制序列为高信号,DWI 为高信号,ADC 为低信号,轻度占位表现,信号尚均匀,边界模糊,中线结构轻度右移。

3.影像学意见:左侧颞叶、基底节区信号异常,急性脑梗死可能性大。

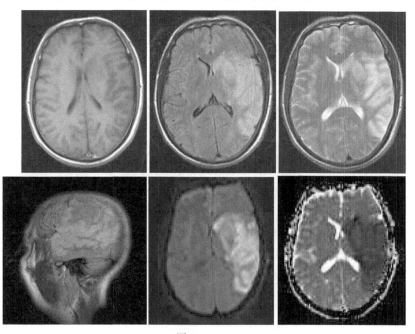

图 4 - 1 - 5

示例 6

1.检查技术:横断位 T_1WI、T_2WI、DWI、ADC。

2.影像学表现(图 4 - 1 - 6):扫描示双侧基底节区内可见片状信号异常,T_1WI 呈低信号,T_2WI 为高信号,DWI 为低信号,ADC 为高信号,病灶呈圆形、不规则形,同时累及灰质及白质,局部脑沟增宽,同侧侧脑室增大,中线结构居中。

3.影像学意见:双侧基底节区信号异常,陈旧性脑梗死可能性大。

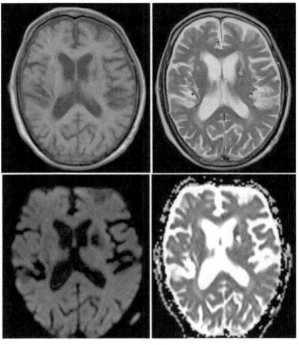

图 4 - 1 - 6

示例 7

1. 检查技术：横断位 T_1WI、T_2WI、FLAIR、SWI（磁敏感成像）。

2. 影像学表现（图 4 - 1 - 7）：右侧基底节区可见一不规则形信号异常，大小约 $3cm \times 2cm$，T_1WI 呈高信号，T_2WI 亦为高信号，水抑制序列为高信号，SWI 示病变呈明显混杂信号，边缘低信号带与 T_2WI 及 FLAIR 相比为宽，病灶边界清楚，周围脑组织轻度水肿，右侧脑室前角受压、变窄，中线结构轻度左移。

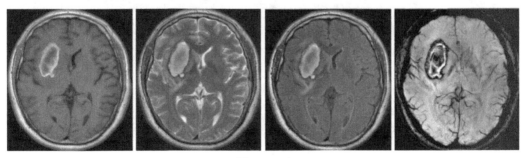

图 4 - 1 - 7

3. 影像学意见：右侧基底节区病变，亚急性期脑出血可能性大，建议临床进一步检查。

示例 8

1. 检查技术：横断位 T_1WI、T_2WI、FLAIR、MRA。

2. 影像学表现（图 4 - 1 - 8）：右侧额叶见团片状异常信号影，T_1WI 呈中央低、周围高的混杂信号，T_2WI 呈低信号，周围似见条索状 T_1WI、T_2WI 低信号影，余脑实质内未见异常信号灶。脑室与脑池系统形态、大小及位置未见异常改变。脑沟未见增宽，中线结构居中。

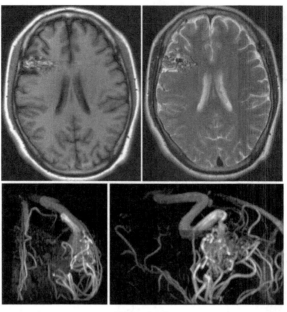

图 4 - 1 - 8

3.影像学意见:右侧额叶异常信号,脑动静脉畸形(AVM)可能性大。

示例 9

1.检查技术:横断位 T_1WI、T_2WI、MRA。

2.影像学表现(图 4 - 1 - 9):左侧颈内动脉海绵窦段可见一类圆形病灶,直径约 7mm,病灶边界清楚,T_1WI 呈低信号,T_2WI 亦为低信号,MRA 示左侧颈内动脉海绵窦段局限性梭形扩张。余颅内未见明显异常。

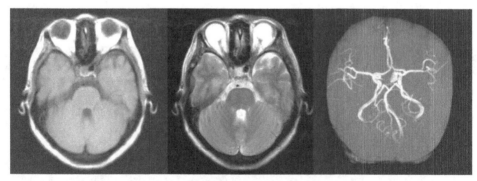

图 4 - 1 - 9

3.影像学意见:左侧颈内动脉海绵窦段病变,动脉瘤可能性大,建议临床进一步检查。

示例 10

1.检查技术:横断位 T_2WI、FLAIR,MRI 增强。

2.影像学表现(图 4 - 1 - 10):双侧侧脑室旁脑白质内可见斑片状信号异常,T_1WI 呈略低信号,T_2WI 呈高信号,边界清楚,水抑制序列仍为高信号,部分病灶长轴与侧脑室垂直,增强扫描病灶无强化。中线结构居中,双侧侧脑室对称性轻度扩大,脑沟不宽。

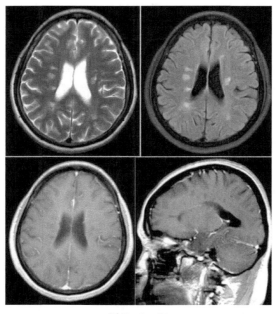

图 4-1-10

3.影像学意见:双侧侧脑室旁斑片状信号异常,多发性硬化可能性大。

示例 11

1.检查技术:横断位 T_1WI、T_2WI、FLAIR,MRI 增强。

2.影像学表现(图 4-1-11):左侧颞、岛叶可见斑片状信号异常,T_1WI 呈低信号,T_2WI 呈高信号,水抑制序列仍为高信号,局部脑回增宽,脑组织肿胀;增强扫描后病变区域轻度弥漫性强化,中线结构居中,脑室系统不扩大,脑沟、脑裂、脑池宽深。

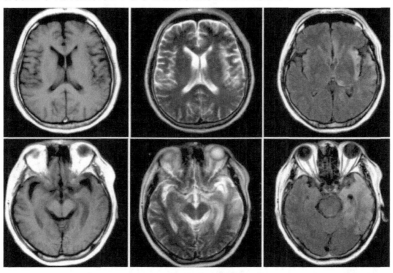

图 4-1-11

3.影像学意见:左侧颞、岛叶斑片状信号异常,炎症可能性大,建议抗炎后复查。

示例 12

1. 检查技术:横断位 T_1WI、T_2WI、FLAIR、DWI,MRI 增强。

2. 影像学表现(图 4-1-12):右侧顶叶可见一占位性病变,大小约 4cm,T_1WI 呈环形等信号,中央为低信号,周围脑组织水肿呈低信号,T_2WI 中央为高信号,环呈等信号,周围水肿呈高信号,增强扫描后呈均匀环形强化,环内壁光滑,厚薄均匀一致,周围水肿无强化,中线结构无明显偏移。

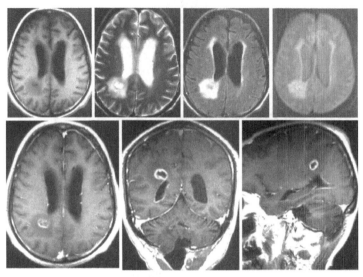

图 4-1-12

3. 影像学意见:右侧顶叶占位性病变,脑脓肿可能性大,建议抗炎后复查。

示例 13

1. 检查技术:冠状位 T_1WI、T_2WI,T_1WI 增强;矢状位 T_1WI、T_2WI,T_1WI 增强。

2. 影像学表现(图 4-1-13):冠状面及矢状面扫描示垂体窝扩大,鞍内及鞍上可见实性

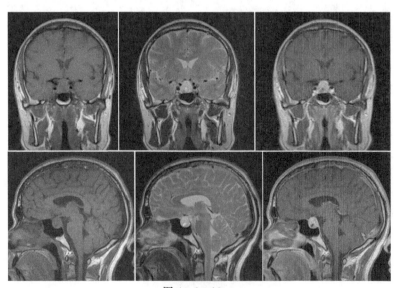

图 4-1-13

占位性病变,大小约 1.5cm×1.2cm,边界清楚,T_1WI 呈等信号,T_2WI 为略高信号,增强扫描后有中度强化,信号均匀,病灶呈"花生米"状,在鞍隔平面受阻变窄,垂体柄受压显示不清,视交叉受压,第三脑室及双侧脑室未见扩大。

3.影像学意见:鞍内及鞍上占位性病变,垂体腺瘤可能性大。

示例 14

1.检查技术:矢状位、冠状位 T_1WI、T_2WI、TIR,MRI 增强。

2.影像学表现(图 4-1-14):垂体冠状面及矢状面示垂体上下径为 0.8cm,上缘膨隆,垂体信号欠均匀,于垂体实质内可见一不规则形 T_1WI 低信号,T_2WI 高信号异常影,大小约 0.8cm×0.6cm,垂体柄向左侧偏移,动态增强扫描示正常垂体明显均匀强化,垂体内病灶呈低信号,鞍底骨质下陷,鞍旁及鞍上其他结构未见异常。

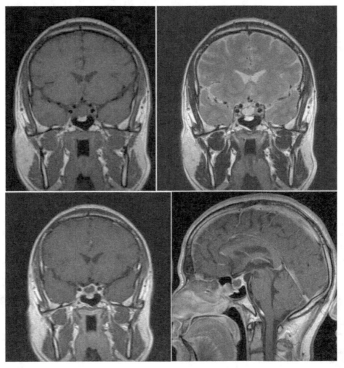

图 4-1-14

3.影像学意见:垂体内信号异常,符合垂体微腺瘤改变。

示例 15

1.检查技术:横断位 T_1WI、FLAIR、T_2WI,MRI 增强 T_1WI(横断面、冠状面、矢状面)。

2.影像学表现(图 4-1-15):右侧颞部颅板下可见一大小约 20mm×33mm 的异常信号影,T_1WI 呈等低信号,T_2WI 呈等低信号,水抑制加权呈稍低信号,以宽基底与颅骨相连,边界尚清,周围脑实质明显受压,增强后明显强化,邻近脑膜可见"脑膜尾征"。中线结构居中,余脑实质内未见异常信号灶。余脑室、脑池系统形态、大小及位置未见异常改变,脑沟未见增宽。右侧额部皮下可见一半圆形短 T_1、长 T_2 异常信号影,边界清楚。

3.影像学意见:①右侧颞部颅板下占位性病变,考虑脑膜瘤可能性大。②双侧半卵圆区缺血灶。③右侧额部皮下脂肪瘤可能。

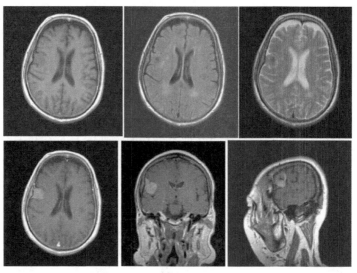

图 4-1-15

示例 16

1. 检查技术：横断面 FLAIR，矢状位、冠状位 T_2WI，冠状位 T_1WI，MRI 增强。

2. 影像学表现（图 4-1-16）：鞍上池见一类圆形异常信号影，边缘较清，大小约 2.8cm×2.1cm，T_1WI 呈低信号，T_2WI 呈高信号，病灶可见分隔，增强后病灶内大部分未见明显强化，囊壁可见强化，病灶内可见一明显强化结节，垂体大小、形态正常，未见明显异常信号灶。动态增强扫描后垂体强化一致，未见异常强化灶，第三脑室形态、位置正常，余无殊。

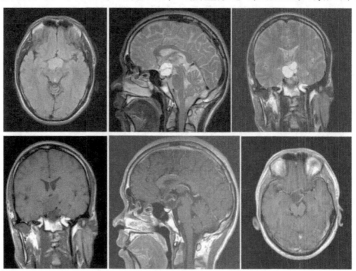

图 4-1-16

3. 影像学意见：鞍上池囊实性占位性病变，颅咽管瘤可能性大，建议临床进一步检查。

示例 17

1. 检查技术：横断位 T_1WI、T_2WI、FLAIR，MRI 增强。

2. 影像学表现（图 4-1-17）：左侧桥脑小脑角区可见一类圆形占位性病变，病变以内听道为中心生长,大小约 3.8cm×4.5cm,边界清楚,T_1WI 呈低信号,T_2WI 呈高信号,其内信号欠均匀,可见更长 T_1、长 T_2 信号影,考虑为内部囊变所致,增强扫描后病变实性部分呈明显强化,囊变部分不强化,同侧桥脑小脑角池及内听道扩大,第四脑室受压变形,向对侧移位,幕上脑室系统未见明显扩张。

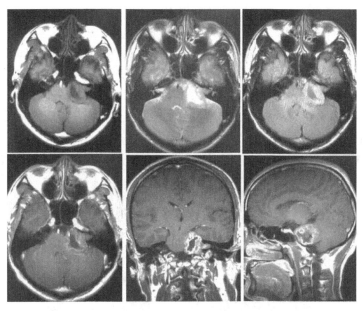

图 4-1-17

3.影像学意见:左侧桥脑小脑角区占位性病变,听神经鞘瘤可能性大,建议临床进一步检查。

示例 18

1.检查技术:横断位 T_1WI、T_2WI、FLAIR,MRI 增强。

2.影像学表现(图 4-1-18):平扫示右侧额叶可见一形状不规则的占位性病变,大小约

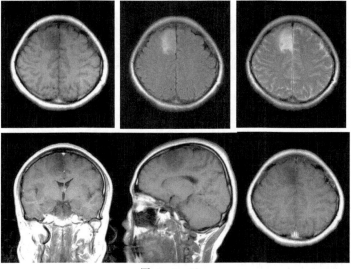

图 4-1-18

4.2cm×3.4cm,边界欠清楚,T_1WI 呈低信号,T_2WI 呈高信号,信号略不均匀,周围无水肿,Gd-DTPA 增强扫描后肿瘤无强化。中线结构居中,无偏移,邻近脑沟变浅。

3.影像学意见:右侧额叶占位性病变,Ⅰ~Ⅱ级星形细胞瘤可能性大,建议临床进一步检查。

示例 19

1.检查技术:横断位 T_1WI、T_2WI、FLAIR,MRI 增强。

2.影像学表现(图 4-1-19):双侧额叶、胼胝体可见一类圆形肿块影,肿块跨中线生长,肿块大小约 6.0cm×3.7cm,T_1WI 呈低信号,T_2WI 呈高信号,其内可见斑片状更高信号,FLAIR 呈高信号,肿块周围可见片状长 T_1、长 T_2 异常水肿信号,增强后病灶呈不规则、环状强化,余脑实质未见明显强化灶。周围脑室及脑沟受压变形,以右侧侧脑室受压最为明显,中线结构向左侧偏移。

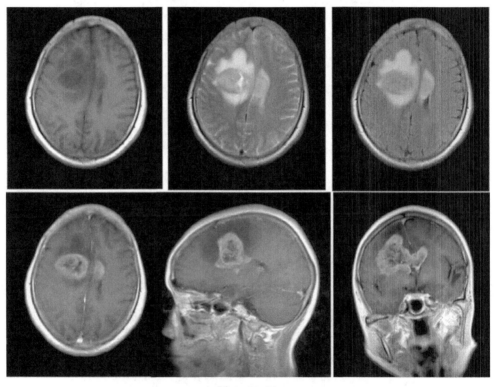

图 4-1-19

3.影像学意见:双侧额叶、胼胝体占位性病变,Ⅲ~Ⅳ级星形细胞瘤可能性大,建议临床进一步检查。

示例 20

1.检查技术:横断位 T_1WI、T_2WI、FLAIR,MRI 增强,CT 平扫。

2.影像学表现(图 4-1-20):左侧额叶可见一占位性病变,大小约 3.4cm×4.6cm,边界欠清,CT 示病灶内可见斑块状、斑点状钙化影,T_1WI 为低信号,T_2WI 为高信号,其中可见 T_1 及 T_2 像均为低信号斑块状、斑点状影,考虑为钙化灶,病灶周围有轻度水肿,占位征象较轻,Gd-DTPA 增强扫描后病灶轻度强化。中线结构居中。

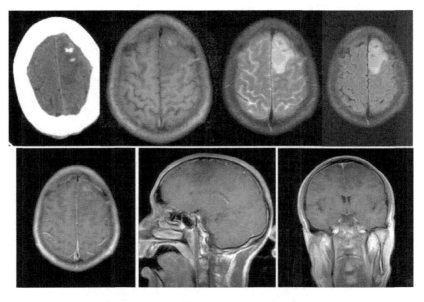

图 4 - 1 - 20

3.影像学意见:左侧额叶占位性病变,少突胶质细胞瘤可能性大,建议临床进一步检查。

示例 21

1.检查技术:横断位 T_1WI、FLAIR、T_2WI,MRI 增强。

2.影像学表现(图 4 - 1 - 21):小脑蚓部可见一类圆形占位性病变,大小约 4.5cm×6.4cm,T_1WI 呈低信号,T_2WI 呈高信号,周围无水肿,病灶边界尚清楚,Gd-DTPA 增强扫描

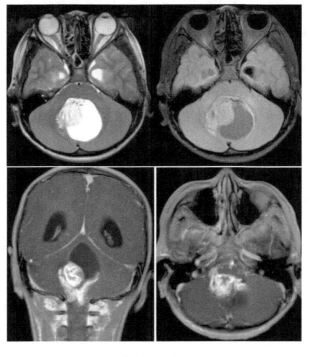

图 4 - 1 - 21

后肿瘤实性部分明显强化,囊壁呈环形强化,第四脑室受压移位,幕上脑室扩大、积水,脑干受压前移。

3.影像学意见:小脑蚓部囊实性占位性病变,小脑星形细胞瘤可能性大,建议临床进一步检查。

示例 22

1.检查技术:横断位 T_1WI、T_2WI、FLAIR,矢状位 T_1WI,MRI 增强。

2.影像学表现(图 4 - 1 - 22):两侧大脑半球、小脑半球、脑干可见数个大小不一的类圆形结节影,较大的约 $1.7cm×1.5cm$。T_1WI 呈低信号,T_2WI 呈高信号,部分病灶周围可见水肿信号带,增强扫描后见病灶边缘环状强化。周围脑室及脑沟受压变形,中线结构居中。

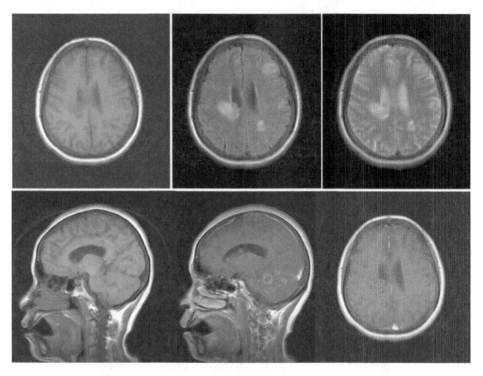

图 4 - 1 - 22

3.影像学意见:颅内多发占位性病变,脑转移瘤可能性大,建议临床进一步检查。

示例 23

1.检查技术:横断位 T_2WI、FLAIR,矢状位 T_1WI、T_2WI。

2.影像学表现(图 4 - 1 - 23):颈椎顺列,生理弧度变直,椎间隙无明显狭窄及增宽。椎体可见轻度骨质增生,信号未见明显异常。C_5~C_6 椎间盘轻度向后突出,硬膜囊受压,椎管未见明显狭窄,余椎间盘未见明显异常,黄韧带及前、后纵韧带未见明显增厚。C_2~C_3 椎体水平可见条片状异常信号,T_1WI 呈低信号,T_2WI 呈高信号,大小约 $1.6cm×0.62cm$,小脑扁桃体呈"舌状",向下移位,超过枕大孔平面以下约 16mm,椎前及椎旁软组织无殊。

3.影像学意见:①提示有 Chiari 畸形伴颈髓空洞可能,建议随诊。②C_5~C_6 椎间盘轻度向后突出。

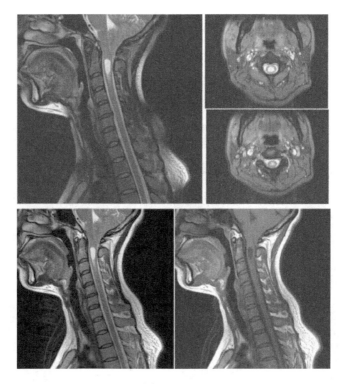

图 4 - 1 - 23

示例 24

1.检查技术:横断位 T_1WI、T_2WI,矢状位 T_2WI。

2.影像学表现(图 4 - 1 - 24):导水管呈"喇叭口"样改变,幕上脑室明显扩张、积水,脑实质内未见异常信号。

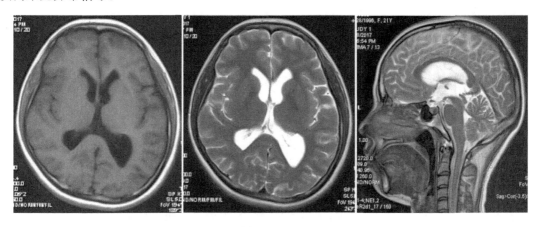

图 4 - 1 - 24

3.影像学意见:梗阻性脑积水,考虑为导水管粘连所致。

示例 25

1.检查技术:横断位、矢状位、冠状位 T_1WI,矢状位 T_2WI。

2.影像学表现(图4-1-25):颈椎顺列,生理曲度存在,椎间隙无狭窄。第6～7颈椎水平脊髓膨大,内见梭形异常信号影,大小约 27mm×8mm,边界清,T_1WI 为低信号,T_2WI 为高信号。余椎体及附件形态、信号未见异常。颈部椎前及椎旁软组织无殊。

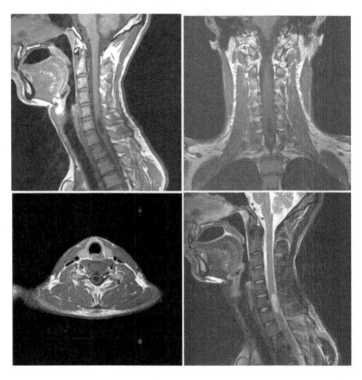

图4-1-25

3.影像学意见:C_6～C_7 椎体平面脊髓内占位性病变,星形细胞瘤可能,建议临床进一步检查。

第二节 五 官

示例 1

1.检查技术:横断位 T_1WI、T_2WI、FLAIR,冠状位 T_2WI,矢状位 T_1WI、T_2WI。

2.影像学表现(图4-2-1):扫描示双侧眼眶对称,双侧眼球对称,大小、形态正常,球内玻璃体、晶状体信号正常,眼球均匀光滑,球后脂肪信号均匀,眼外肌无明显增粗,泪腺无增大,视神经及视交叉走行正常,信号均匀,边界清楚,眶尖、眶周未见明显异常。

3.影像学意见:眼球及眼眶未见明显异常。

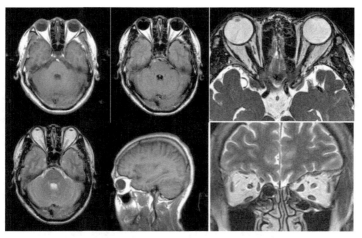

图 4 - 2 - 1

示例 2

1.检查技术:横断位 T_1WI、T_2WI,冠状位 FLAIR,矢状位 T_1WI。

2.影像学表现(图 4 - 2 - 2):双侧鼻甲及鼻道对称、正常,鼻中隔居中,双侧上颌窦、筛窦、额窦及蝶窦内气化正常,呈低信号,黏膜无明显增厚,鼻咽腔对称,双侧耳咽管咽口、咽隐窝基本对称,双侧咽旁间隙对称,无狭窄,颅底骨质未见明显破坏。

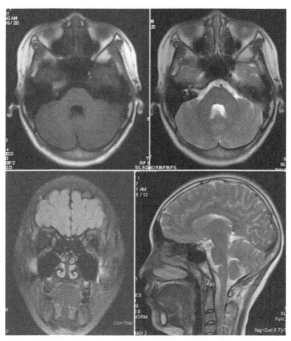

图 4 - 2 - 2

3.影像学意见:鼻、鼻窦及鼻咽部未见明显异常。

示例 3

1.检查技术:横断位 T_1WI、T_2WI,FLAIR,增强 T_1WI(矢状位、横断位)。

2.影像学表现(图 4-2-3):左侧眼眶内球后肌圆锥内可见一类圆形占位性病变,边界清楚,大小约 1.5cm×2.0cm,与眼环相比,T_1WI 为等信号,T_2WI 为高信号,信号尚均匀,Gd-DTPA 增强扫描后病灶强化明显,延迟扫描病灶仍明显强化,强化范围扩大,周围脂肪未见异常信号,视神经受压移位,眼外肌亦受压移位。眼眶未见明显破坏。

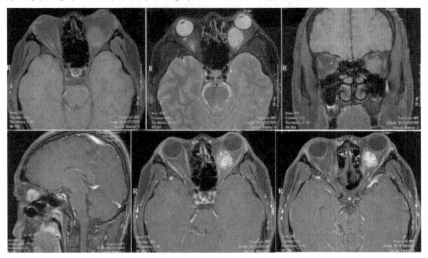

图 4-2-3

3.影像学意见:左侧眼眶内球后肌圆锥内占位性病变,海绵状血管瘤可能性大,建议临床进一步检查。

示例 4

1.检查技术:横断位 T_1WI,冠状位 T_1WI、T_2WI,MRI 增强。

2.影像学表现(图 4-2-4):左侧眼眶外上象限泪腺窝内可见一椭圆形占位性病变,大小约 1.8cm×1.6cm,T_1WI 肿块呈不均匀等信号,其内可见片状稍高信号,T_2WI 呈稍高信号;增强扫描后呈明显不均匀强化,眼球向内下方移位、突出,泪腺窝扩大,骨质结构未见明显破坏。

3.影像学意见:左侧眼眶外上象限泪腺窝占位性病变,泪腺混合瘤可能性大,建议临床进一步检查。

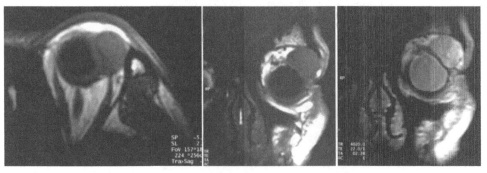

图 4-2-4

示例 5

1.检查技术:横断位 T_1WI、T_2WI,冠状位、矢状位 T_2WI。

2.影像学表现(图 4-2-5):右侧眼球内眼环后部可见一隆起性病变,呈团块状,大小约 1.5cm×1.2cm,与眼环相比,T_1WI 呈不均匀高信号,T_2WI 为低信号,Gd-DTPA 增强扫描后病灶呈轻中度强化,该眼球轻度肿大,局部眼环增厚,球后未见明显异常,颅内结构无异常。对侧眼球及球后结构正常。

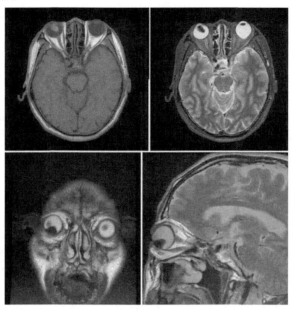

图 4-2-5

3.影像学意见:右侧眼球内占位性病变,黑色素细胞瘤可能性大,建议临床进一步检查。

示例 6

1.检查技术:横断位 T_1WI、T_2WI、FLAIR,横断位 T_2WI 压脂,矢状位、冠状位 T_2WI 压脂,DWI。

2.影像学表现(图 4-2-6):左侧眼球内眼环后部局部增厚,并可见一隆起性病变,呈团

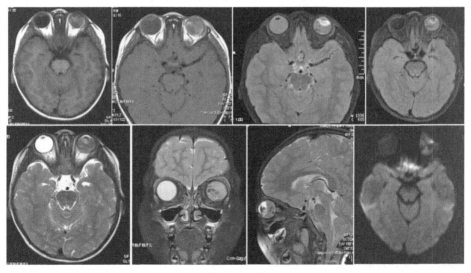

图 4-2-6

块状,大小约 1.5cm×1.2cm,与眼环相比,T_1WI 呈等信号,T_2WI 呈高信号,但较房水信号为低,信号欠均匀,其内可见 T_1WI 与 T_2WI 均呈低信号,在 DWI 上呈高低混杂信号,Gd-DTPA 增强扫描后病灶呈轻中度强化,该眼球轻度肿大,球后未见明显异常,颅内结构无异常。对侧眼球及球后结构正常。

3.影像学意见:左侧眼球内占位性病变,视网膜母细胞瘤可能性大,建议临床进一步检查。

示例 7

1.检查技术:横断位 T_1WI、T_2WI,矢状位 T_2WI。

2.影像学表现(图 4-2-7):扫描示双侧鼻甲明显肥大,双侧上颌窦、筛窦、额窦黏膜增厚,T_2WI 呈高信号,窦腔内积液,T_1WI 呈低信号,T_2WI 呈明亮高信号,并可见气液平面。

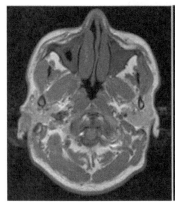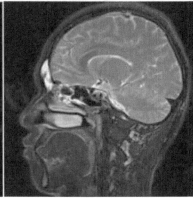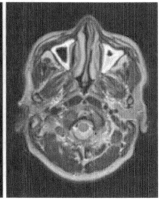

图 4-2-7

3.影像学意见:双侧上颌窦、额窦、筛窦、鼻甲炎症,建议抗炎后复查。

示例 8

1.检查技术:横断位 T_1WI、T_2WI、FLAIR,矢状位 T_1WI。

2.影像学表现(图 4-2-8):双侧上颌窦内可见半圆形异常信号,较大的约 1.5cm,位于上颌窦前壁,T_1WI 呈等信号,T_2WI 呈高信号,信号均匀,窦腔未见明显扩大,窦壁骨质未见明显破坏。

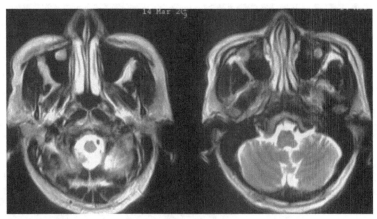

图 4-2-8

3.影像学意见:双侧上颌窦黏膜囊肿。

示例 9

1. 检查技术:横断位 T_1WI、T_2WI,冠状位、矢状位 T_1WI、T_2WI,MRI 增强。

2. 影像学表现(图 4 - 2 - 9):左侧上颌窦窦腔增大,其内可见一占位性病变,大小约 1.3cm×2.1cm,T_1WI 呈等信号,T_2WI 呈高信号,信号不均匀,Gd-DTPA 增强扫描后病灶不均匀强化,病灶向后外侵犯翼腭窝,向前侵犯面部软组织,向后外侵犯颞下窝,窦壁骨质被破坏。

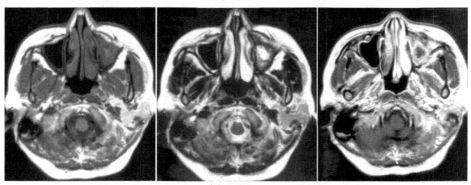

图 4 - 2 - 9

3. 影像学意见:左侧上颌窦占位性病变,上颌窦癌可能性大,建议临床进一步检查。

示例 10

1. 检查技术:横断位 T_1WI、T_2WI、FLAIR,MRI 增强。

2. 影像学表现(图 4 - 2 - 10):扫描示鼻咽腔不对称,中度狭窄,左侧咽隐窝消失,有局部软组织肿块;鼻咽左侧壁增厚形成肿块,突入鼻咽腔,肿块 T_1WI 呈等信号,T_2WI 呈略高信号,Gd-DTPA 增强扫描后中度强化,肿块向深部浸润,左侧翼内、外肌受侵,向后生长,头长肌界线欠清,向后上生长,侵犯同侧颈动脉鞘区,斜坡、岩骨、蝶骨翼板松质骨信号变低,骨皮质不连续。冠状面见左侧海绵窦增宽,内见软组织影与鼻咽部肿块相连,向上侵犯左侧颞叶,增强扫描后明显强化。

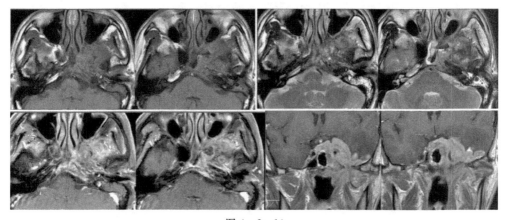

图 4 - 2 - 10

3. 影像学意见:鼻咽部占位性病变,鼻咽癌并颅底侵犯可能性大。

示例 11

1. 检查技术:横断位 T_1WI、T_2WI,MRI 增强。

2.影像学表现(图 4-2-11):右侧胸锁乳肌深面,颈动脉鞘区,颈内静脉前、后、外侧可见多个类圆形软组织肿块融合,大小为 2.3cm×1.8cm,T_1WI 为等信号,T_2WI 为高信号,增强扫描后轻中度强化,与血管对比清楚,冠状面扫描见肿块位于胸锁乳突肌深面,颈内静脉外侧。

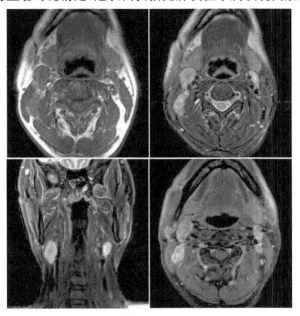

图 4-2-11

3.影像学意见:右侧颈动脉鞘区占位性病变,淋巴结转移可能性大,建议临床进一步检查。

示例 12

1.检查技术:横断位 T_1WI、T_2WI,T_2WI 压脂,MRI 增强。

2.影像学表现(图 4-2-12):右侧胸锁乳突肌深面、颈动脉鞘区可见类圆形软组织肿块,

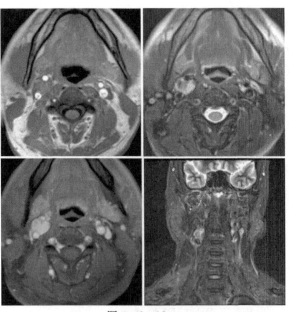

图 4-2-12

大小约 2.3cm×1.3cm，T_1WI 为等信号，T_2WI 为高信号，增强扫描后中度强化，与血管对比清楚，冠状面扫描见肿块位于胸锁乳突肌深面，颈内静脉外侧。余无殊。

3.影像学意见：右侧颈动脉鞘区占位性病变，颈动脉体瘤可能性大，建议临床进一步检查。

示例 13

1.检查技术：横断位 T_1WI、T_2WI，T_2WI 压脂，MRI 增强。

2.影像学表现（图 4-2-13）：于右侧胸锁乳突肌深面，颈动脉鞘区，颈内静脉后外方可见一类圆形肿块，大小约 1.6cm×1.3cm×3.0cm，T_1WI 为等信号，T_2WI 为高信号，增强扫描后强化较明显，与血管对比清楚，冠状面扫描见肿块位于胸锁乳突肌深面，颈内静脉外侧。余无殊。

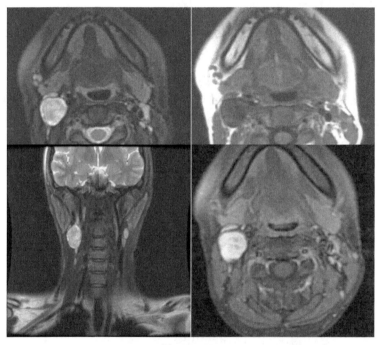

图 4-2-13

3.影像学意见：右侧颈动脉鞘后方占位性病变，神经鞘瘤可能性大，建议临床进一步检查。

第三节　纵　隔

示例 1

1.检查技术：横断位 T_1WI、T_2WI，矢状位 T_1WI。

2.影像学表现（图 4-3-1）：扫描示主动脉管径增粗，其内可见线样影（内膜片）将动脉腔分成两个腔，真腔细，假腔较粗。于主动脉弓内膜片近端不连续形成破口，胸主动脉（腹腔动脉）内膜远端撕裂形成再破口，SE T_1WI 真腔呈低信号，假腔呈不均匀高信号，GRE 及 Cine MRI 真腔血流呈高信号，假腔血流呈低等高混杂信号，假腔内可见边缘 SE T_1WI 高信号，GRE/Cine MRI 较低信号影，考虑为血栓形成，Cine MRI 可显示血液从真腔经破口向假腔喷射。增强后真、假腔血流均有强化，血栓不强化。

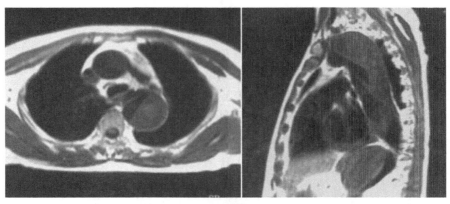

图 4 - 3 - 1

3.影像学意见:主动脉异常信号,考虑有主动脉夹层可能,请结合临床。

示例 2

1.检查技术:横断位 T_1WI、T_2WI,冠状位 T_1WI、T_2WI,矢状位 T_2WI,MRI 增强。

2.影像学表现(图 4 - 3 - 2):于后纵隔相当于 T_1 椎体平面,椎体右旁见一类圆形占位性病变,T_1WI 呈等低信号,T_2WI 呈高信号,信号尚均匀,边界清楚,增强扫描后病灶呈明显强化,纵隔结构向前推移。与右侧椎间孔关系密切,周围脂肪间隙清,纵隔内所见大血管结构无殊,扫描范围内两肺及胸壁结构未见明显异常,余无殊。

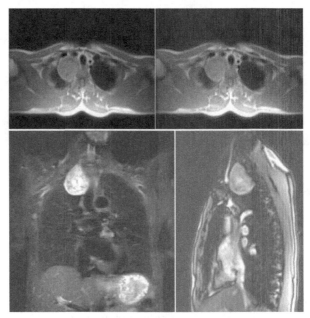

图 4 - 3 - 2

3.影像学意见:T_1 椎体平面椎体右旁占位性病变,神经鞘瘤可能性大,建议临床进一步检查。

示例 3

1.检查技术:横断位 T_1WI、T_2WI,矢状位 T_1WI。

2.影像学表现(图 4-3-3):于前上纵隔胸腺位置可见一软组织肿块,边界清楚,大小约 4.2cm×5.6cm,T_1WI 为等信号,T_2WI 呈高信号,信号尚均匀,增强扫描后病灶呈中度强化,肿块与纵隔内血管影分界清楚,纵隔内其他结构未见异常。

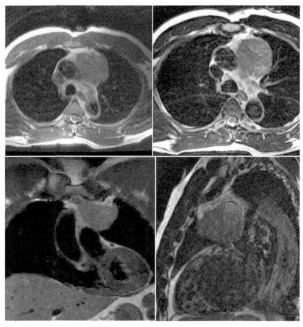

图 4-3-3

3.影像学意见:前上纵隔占位性病变,胸腺瘤可能性大,建议临床进一步检查。

示例 4

1.检查技术:横断位 T_1WI、T_2WI、FLAIR,矢状位 T_1WI。

2.影像学表现(图 4-3-4):于前、中纵隔可见多发结节影,主要位于肺门及支气管隆突下方,部分病灶相互融合,T_1WI 呈等信号,T_2WI 呈高信号,增强扫描后病灶呈轻中度强化,部

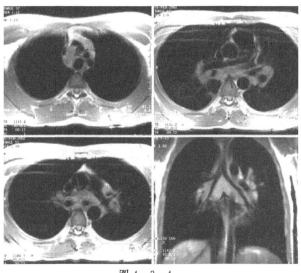

图 4-3-4

分血管受压,双侧肺内未见明显肿块影。

3.影像学意见:前中纵隔占位性病变,纵隔淋巴瘤可能性大,建议临床进一步检查。

第四节　腹　部

示例1

1.检查技术:横断位 T_1WI、T_2WI、FLAIR,MRI 增强。

2.影像学表现(图 4-4-1):肝脏大小、形态正常,肝内信号均匀,未见局灶性信号异常,肝内血管走行正常,肝内、外胆管无扩张,脾不大,胆囊不大,胰腺大小、形态正常,腹膜后未见肿大淋巴结,增强扫描后未见异常强化。

3.影像学意见:肝、胆、脾、胰未见明显异常。

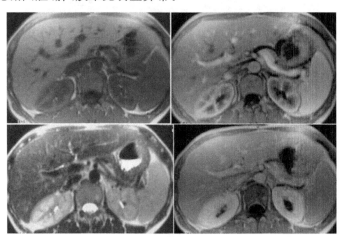

图 4-4-1

示例2

1.检查技术:MRCP(磁共振胰胆管造影)。

2.影像学表现(图 4-4-2):MRCP 示肝内胆管走行正常,未见明显扩张,胆总管及左、右肝管显影良好,管径无增粗,胆囊不大,胰管显影良好,未见明显扩张。

3.影像学意见:MRCP 未见明显异常。

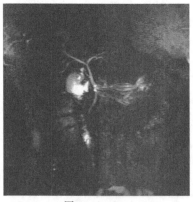

图 4-4-2

示例 3

1. 检查技术：横断位 T_1WI、T_2WI，冠状位 T_2WI，MRI 增强。

2. 影像学表现（图 4-4-3）：横断面扫描示肝内可见多个类圆形病变，边界清楚，较大的约 $1.5cm \times 2.0cm$，T_1WI 呈低信号，T_2WI 呈明亮高信号，信号均匀，Gd-DTPA 增强扫描后病变无强化，边界更清楚，余肝内信号无异常，血管影走行正常，肝内胆管无扩张，脾不大，胆囊大小及形态正常，胰腺无异常，腹膜后未见肿大淋巴结。

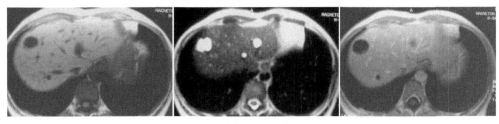

图 4-4-3

3. 影像学意见：肝多发囊肿可能性大。

示例 4

1. 检查技术：平扫冠状位 T_2WI，横断位 T_1WI、T_2WI、PDW，横断位 T_1WI 多期扫描。

2. 影像学表现（图 4-4-4）：肝脏大小在正常范围内，各叶比例未见明显失调，表面光整，肝右叶后段见团块状异常信号影，边缘清，大小约 $7.1cm \times 4.9cm$，T_1WI 呈混杂低信号，T_2WI 呈混杂高信号，增强后动脉期稍强化，呈蜂窝状改变，门脉期及延迟扫描进一步强化，肝内、外胆管未见扩张，动脉期邻近肝组织异常强化，门脉期及延迟扫描呈等信号。胆囊不大，囊内信号均匀。脾脏无明显增大，信号无殊。胰腺大小正常，实质内未见异常信号灶，胰周间隙清，胰管未见扩张。双肾及肾上腺未见异常。腹膜后未见肿大淋巴结及肿块影。未见腹水征象。

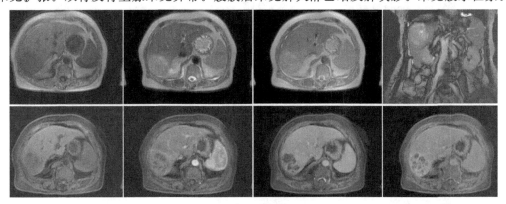

图 4-4-4

3. 影像学意见：肝右叶后段占位性病变，考虑肝脓肿可能性大，请结合临床，建议随访。

示例 5

1. 检查技术：横断位 T_1WI、T_2WI，冠状位 T_2WI，MRI 增强。

2. 影像学表现（图 4-4-5）：肝脏体积较小，边缘呈波浪状改变，肝各叶比例失调，左叶明显增大，右叶缩小，肝内信号欠均匀，呈多发小结节状，短 T_1、短 T_2 信号，Gd-DTPA 增强扫描后肝脏内可见多个结节状不强化信号影。脾大，占 10 个肋单元，余未见明显异常。

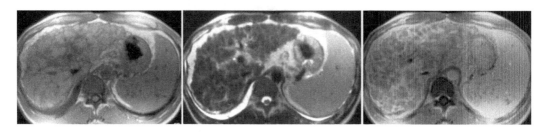

图 4 - 4 - 5

3.影像学意见:肝硬化(再生结节形成),脾大。

示例 6

1.检查技术:横断位 T_1WI、T_2WI,冠状位 T_2WI,MRI 增强。

2.影像学表现(图 4 - 4 - 6):横断面及冠状面扫描示肝右叶可见一类圆形病变,边界尚清楚,大小约 3.2cm×3.0cm,T_1WI 呈略低信号,T_2WI 呈高信号,信号均匀,Gd-DTPA 增强扫描后动脉期病灶边缘呈结节状强化,随时间推移,病灶强化范围扩大,延迟扫描病灶基本充填,余肝内信号无异常,血管影走行正常,肝内胆管无扩张,脾不大,胆囊大小及形态正常,胰腺无

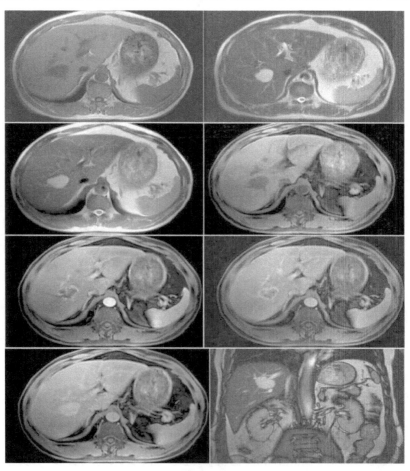

图 4 - 4 - 6

异常,腹膜后未见肿大淋巴结。

3.影像学意见:肝右叶占位性病变,考虑为海绵状血管瘤,建议临床进一步检查。

示例 7

1.检查技术:横断位 T_1WI、T_2WI 压脂,MRI 增强。

2.影像学表现(图 4-4-7):于肝门区可见一片状占位性病变,T_1WI 呈略低信号,T_2WI 呈稍高信号,病灶边界欠清,大小约 7.2cm×6.7cm,肝门区及肝内胆管扩张,Gd-DTPA 增强扫描后动脉期病灶强化不明显,静脉期病灶有不规则强化,胆囊不大,胰腺大小及形态正常,脾不大,腹膜后未见肿大淋巴结。

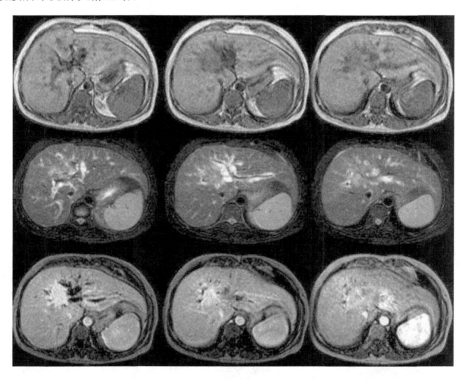

图 4-4-7

3.影像学意见:肝门区占位性病变并胆系梗阻,肝门胆管癌可能性大,建议临床进一步检查。

示例 8

1.检查技术:横断位 T_1WI、T_2WI,MRI 增强。

2.影像学表现(图 4-4-8):横断面及冠状面扫描示肝左叶可见一肿块影,边界尚清楚,有一包膜,大小约 3.4cm×4.5cm,T_1WI 呈略低信号,T_2WI 呈稍高信号,信号略不均匀,Gd-DTPA 增强扫描后动脉期病灶有强化,静脉期强化程度下降,延迟扫描病灶呈低信号,肝内胆管无扩张,脾不大,肝周未见液性信号影,胆囊大小及形态正常,胰腺无异常,腹膜后未见肿大淋巴结。

3.影像学意见:肝左叶占位性病变,原发性结节型肝癌可能性大,建议临床进一步检查。

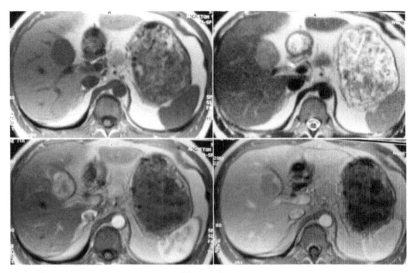

图 4-4-8

示例 9

1. **检查技术**:横断位 T_1WI、T_2WI,冠状位 T_2WI,MRI 增强。

2. **影像学表现**(图 4-4-9):肝左、右叶可见多发大小不等病灶,T_1WI 呈低信号,T_2WI 呈高信号,呈"牛眼征",边界欠清,病灶信号不均匀,中央可见液化坏死区呈长 T_1、长 T_2 信号,Gd-DTPA 增强扫描后病灶周边强化,中央坏死区不强化。脾不大,胰腺大小及形态正常。

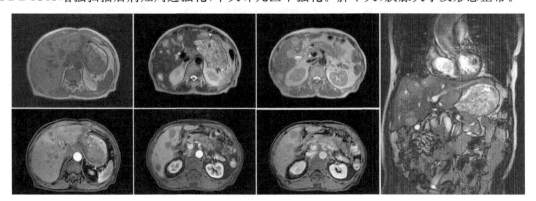

图 4-4-9

3. **影像学意见**:肝内多发占位性病变,肝转移癌可能性大,建议临床进一步检查。

示例 10

1. **检查技术**:横断位 T_1WI、T_2WI 压脂,冠状位 T_2WI,MRCP。

2. **影像学表现**(图 4-4-10):扫描示肝内胆管明显扩张,呈圆形,T_1WI 呈低信号,T_2WI 呈高信号,均匀性明显扩张,呈软藤征。肝门区肝总管及左、右肝管亦扩张,呈管状形,胆总管扩张并在下段突然中断,胆囊明显扩大。胰头不大,腹膜后未见明显占位性病变。MRCP 可见肝内、外胆管明显扩张,胆总管下段突然中断。

3. **影像学意见**:梗阻性胆管扩张,梗阻平面在胆总管下段,壶腹癌可能性大,建议临床进一步检查。

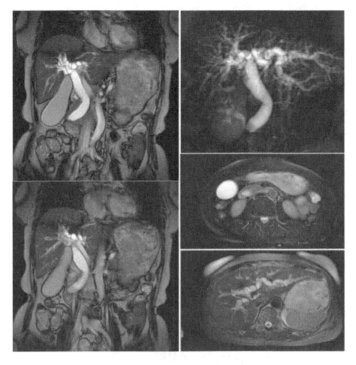

图 4 - 4 - 10

示例 11

1. 检查技术：横断位 T_1WI、T_2WI 压脂，冠状位 T_2WI，MRCP。

2. 影像学表现(图 4 - 4 - 11)：胰腺体积不规则增大，以胰头更为明显，T_1WI 呈等信号，T_2WI 呈略高信号，信号欠均匀，病灶与周围正常胰腺组织分界欠清，Gd-DTPA 增强扫描后病灶呈不规则强化，胆总管及肝内胆管明显扩张，胆囊积液；胰周围组织界限不清楚，腹膜后见明显肿大淋巴结影。MRCP 显示胆总管下段截断，胆管、胰管中度扩张。

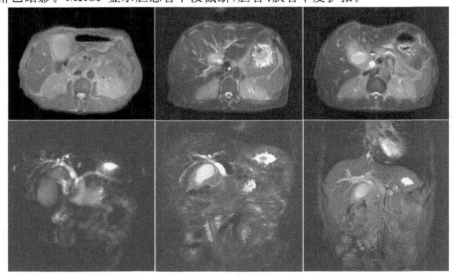

图 4 - 4 - 11

3.影像学意见:胰头部占位性病变并胆胰系梗阻,胰腺癌可能性大,建议临床进一步检查。

第五节　泌尿生殖系统

示例 1

1.检查技术:MRU(磁共振尿路造影)。

2.影像学表现(图 4-5-1):泌尿系水成像示双侧肾脏显影良好,双侧输尿管显示尚可,双侧肾盂、输尿管未见明显扩张及狭窄。

3.影像学意见:MRU 双侧肾盂、输尿管及膀胱未见明显异常。

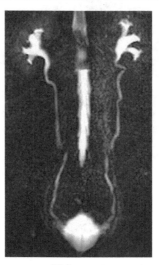

图 4-5-1

示例 2

1.检查技术:横断位 T_1WI、T_2WI,冠状位 T_2WI。

2.影像学表现(图 4-5-2):扫描示双侧肾上腺形态正常,其大小属正常范围,未超过同平面膈肌脚厚度,冠状面示双侧肾上腺位于肾上方的肾被膜内,双侧肾上腺区未见异常占位性肿块,腹膜后未见肿大淋巴结。

3.影像学意见:双侧肾上腺未见明显异常。

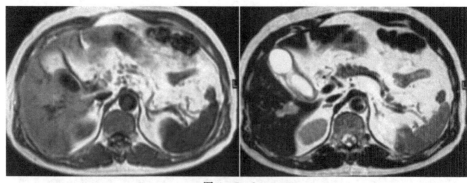

图 4-5-2

示例 3

1.检查技术:横断位 T_1WI、T_2WI,冠状位 T_2WI,MRI 增强。

2.影像学表现(图 4-5-3):扫描示双侧肾脏对称,位于脊柱两侧,大小正常,皮髓质分辨清楚,肾实质内未见明显局灶性信号异常,双侧肾盂、输尿管未见明显扩张,肾周脂肪囊清楚,肾旁结构未见明显异常。冠状面双侧肾脏轮廓正常。

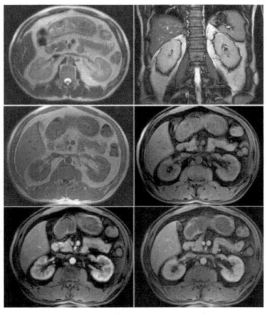

图 4-5-3

3.影像学意见:双侧肾脏未见明显异常。

示例 4

1.检查技术:横断位 T_1WI、T_2WI,冠状位 T_2WI,MRI 增强。

2.影像学表现(图 4-5-4):扫描示左侧肾上腺内侧支增粗,T_2WI 左侧肾上腺内侧支均匀增粗,信号正常;T_1WI 左侧肾上腺内侧支增粗,略厚于同层面膈肌角厚度,呈等信号;增强扫描后增粗的肾上腺呈轻度均匀强化,未见明显结节影。余肾上腺区未见其他异常。

3.影像学意见:左侧肾上腺内侧支增粗,结合临床考虑为肾上腺增生。

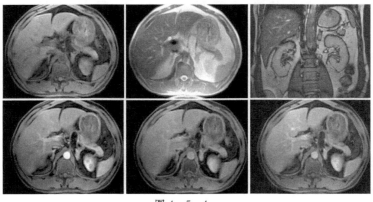

图 4-5-4

示例 5

1. 检查技术：横断位 T_1WI、T_2WI，冠状位 T_2WI，MRI 增强。

2. 影像学表现（图 4-5-5）：于右侧肾上腺区可见一大小约 8.6cm×8.0cm 的类圆形较大肿块，边界尚清楚，T_1WI 呈等信号，T_2WI 为高信号，信号欠均匀，其内可见长 T_1 及长 T_2 液化坏死区，Gd-DTPA 增强扫描后病灶呈明显强化，液化区不强化。同侧正常肾上腺显示不清。冠状面示同侧肾脏受压，对侧肾上腺未见明显异常。

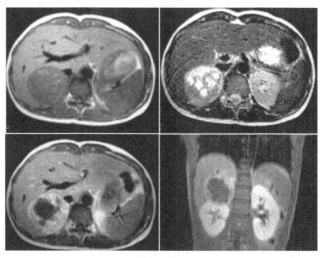

图 4-5-5

3. 影像学意见：右侧肾上腺区占位性病变，嗜铬细胞瘤可能性大，建议临床进一步检查。

示例 6

1. 检查技术：双侧肾上腺 MR 扫描，横断位 T_1WI、T_2WI，T_2WI 压脂；冠状位 T_2WI、PDW。

2. 影像学表现（图 4-5-6）：两侧肾脏外形、大小、位置如常，右肾实质内可见多个斑点状异常信号影，大者直径约 0.6cm，T_1WI 呈低信号，T_2WI 呈高信号，左肾实质密度未见明显异常，肾盂未见增宽，肾周脂肪间隙清晰，肾周筋膜未见增厚，右侧肾上腺区可见一结节状异常信号影，边缘清，直径约 1.5cm，T_1WI 呈稍高信号，正相位信号稍减低，T_2WI 呈高信号，左侧肾

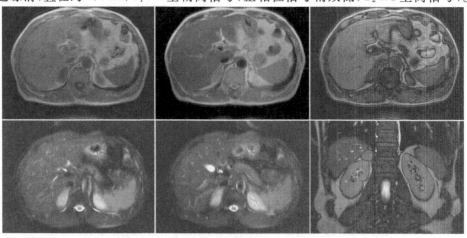

图 4-5-6

上腺未见明显异常,后腹膜腔未见明显肿大淋巴结影,未见腹水征。

3.影像学意见:①右侧肾上腺小结节影,肾上腺皮质腺瘤可能性大,建议临床进一步检查。②右肾小囊肿可能,建议随访。

示例 7

1.检查技术:横断位 T_1WI、T_2WI,冠状位 T_2WI,MRI 增强。

2.影像学表现(图 4-5-7):于双侧肾上腺区可见结节(肿块)影,边界尚清楚,T_1WI 呈等信号,T_2WI 为高信号,信号欠均匀,其内可见长 T_1 及长 T_2 液化坏死区,Gd-DTPA 增强扫描后病灶呈明显强化,液化区不强化。同侧正常肾上腺显示不清。冠状面示同侧肾脏轻度受压。

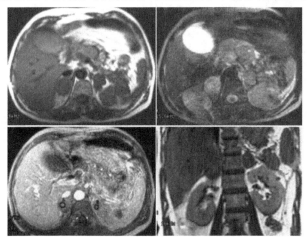

图 4-5-7

3.影像学意见:双侧肾上腺区占位性病变,肾上腺转移瘤可能性大,建议临床进一步检查。

示例 8

1.检查技术:横断位 T_1WI、T_2WI,冠状位 T_2WI,MRI 增强。

2.影像学表现(图 4-5-8):于左侧肾中极肾实质内可见一类圆形小病灶,直径约 1.5cm,边界清楚,T_1WI 呈低信号,T_2WI 呈明亮高信号,信号均匀,Gd-DTPA 增强扫描后病灶无强化,正常肾脏明显强化,对比明显,病灶边界更清楚。

3.影像学意见:左肾囊肿。

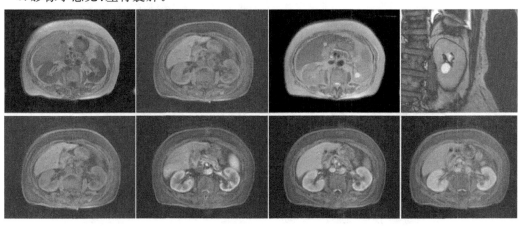

图 4-5-8

示例 9

1. 检查技术:横断位 T_1WI、T_2WI,冠状位 T_2WI,MRI 增强。

2. 影像学表现(图 4-5-9):于右侧肾实质内可见一椭圆形占位性病变,边界欠清,大小约 7.3cm×6.2cm,T_2WI 显示右肾上极不均匀高信号区,内部散在点状更高信号;T_1WI 肿瘤呈低信号,中间信号更低;增强扫描后肿瘤不均匀明显强化,中间见裂隙状无强化区。正常肾脏明显强化,病灶与正常肾脏对比明显。

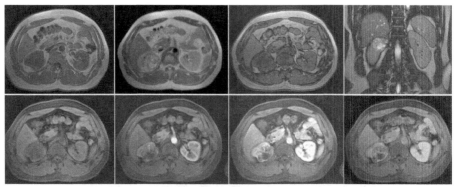

图 4-5-9

3. 影像学意见:右肾实质内占位性病变,肾细胞癌可能性大,建议临床进一步检查。

第六节 盆 腔

示例 1

1. 检查技术:横断位 T_1WI、T_2WI 压脂,冠状位、矢状位 T_2WI 压脂。

2. 影像学表现(图 4-6-1):扫描示膀胱充盈欠佳,膀胱壁光滑、均匀,前列腺大小、形态属于正常范围,外周带及中央区信号正常,未见局灶性信号异常,双侧精囊腺对称,大小、形态正常,直肠周围脂肪间隙正常。盆壁结构正常,未见肿大淋巴结。

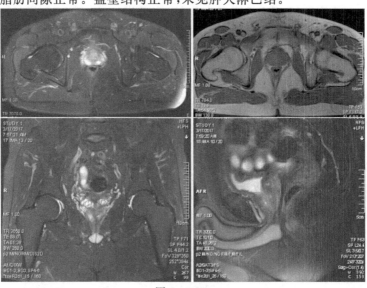

图 4-6-1

3.影像学意见:盆腔各脏器未见明显异常。

示例 2

1.检查技术:横断位 T_1WI、T_2WI 压脂,冠状位、矢状位 T_2WI 压脂。

2.影像学表现(图 4-6-2):扫描示膀胱充盈欠佳,膀胱壁光滑、均匀,子宫大小、形态正常,宫腔内膜厚度正常,矢状面 T_2WI 示子宫三层结构信号正常,宫颈大小、形态及信号正常,双侧卵巢形态正常,T_2WI 呈高信号,子宫直肠窝未见异常信号影,盆壁结构正常,盆腔内未见肿大淋巴结。

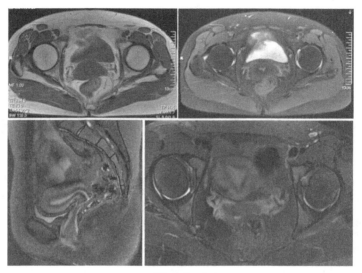

图 4-6-2

3.影像学意见:盆腔各结构未见明显异常。

示例 3

1.检查技术:横断位 T_1WI、T_2WI,冠状位 T_2WI 压脂,矢状位 T_2WI。

2.影像学表现(图 4-6-3):扫描示前列腺体积增大,大小为左右径 4cm,上下径 5cm,前

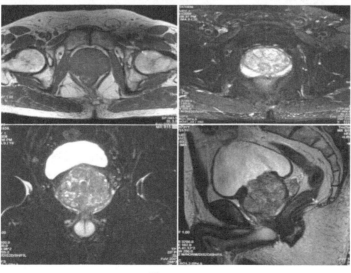

图 4-6-3

后径 4.5cm。前列腺外形尚正常,边界清楚。失状面 T_2WI 示前列腺中央腺体明显均匀增大,外周带受压变窄,呈环状,双侧膀胱精囊角对称、正常,失状面及冠状面耻骨联合上 2cm 处仍可见前列腺,部分突入膀胱内,盆腔内未见肿大淋巴结。

3. 影像学意见:前列腺体积增大,前列腺增生可能性大。

示例 4

1. 检查技术:横断位 T_1WI、T_2WI,冠状位 T_2WI 压脂,MRI 增强。

2. 影像学表现(图 4-6-4):扫描示前列腺形态不规则,局部隆起,于前列腺外周带 6-8 点处可见一小结节影,大小约 $3cm \times 4cm$;T_1WI 上,前列腺增大,右侧缘局限性膨隆,呈均一低信号;T_2WI 上,于右侧周围带内可见结节,局部前列腺被膜完整;MRS 多体素检查定位像,兴趣区定位在结节上;MRS 谱线图,谱线中位于 2.6ppm 处的 Cit 峰明显减低,而位于 3.0ppm 和 3.2ppm 处的 Cre 和 Cho 峰明显增高,(Cho+Cre)/Cit 的比值为 719%。

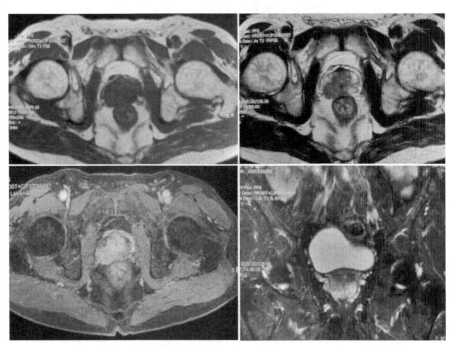

图 4-6-4

3. 影像学意见:前列腺形状不规则,其外周带小结节影,前列腺癌可能性大,建议临床进一步检查。

示例 5

1. 检查技术:横断位 T_1WI、T_2WI,冠状位 T_2WI 压脂,MRI 增强。

2. 影像学表现(图 4-6-5):右侧附件区可见一类圆形病灶,直径约 2.0cm,T_1WI 呈低信号,T_2WI 呈明亮高信号,Gd-DTPA 增强扫描后病灶无明显强化,信号尚均匀,边界光滑,与周围组织分界清楚,对侧附件区未见异常,子宫大小、形态正常,子宫前壁可见小圆形等 T_1 信号,在 T_2WI 压脂像上呈低信号,信号均匀,境界清楚,盆腔其他结构未见明显异常。

3. 影像学意见:①右侧附件区囊性病灶,卵巢囊肿可能性大,建议临床进一步检查。②子宫前壁平滑肌瘤。

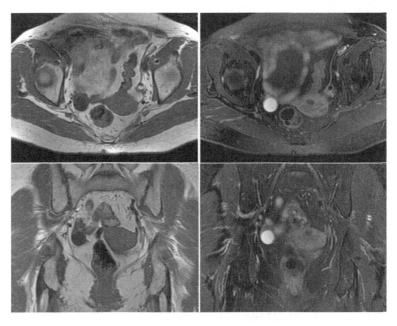

图 4 - 6 - 5

示例 6

1.检查技术:横断位 T_1WI、T_2WI,冠状位 T_2WI 压脂,MRI 增强。

2.影像学表现(图 4 - 6 - 6):左侧附件区可见一不规则形病灶,大小约 15cm×18cm,其内信号不均匀,可见 T_1WI 为低信号、T_2WI 呈高信号的囊性部分,亦可见 T_1WI 为等信号、T_2WI 呈稍高信号的实性部分。Gd-DTPA 增强扫描后病灶呈不均匀强化,病灶与周围组织分界不

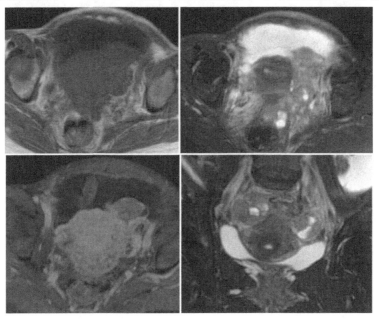

图 4 - 6 - 6

清楚,子宫、膀胱明显受压移位,信号无异常,盆腔内及下腹部可见积液。

3.影像学意见:①左侧附件区囊实性占位性病变,卵巢癌可能性大,建议临床进一步检查。②腹水及盆腔积液。

示例7

1.检查技术:横断位 T_1WI、T_2WI,矢状位 T_2WI 压脂,MRI增强。

2.影像学表现(图4-6-7):子宫体积增大,外形不规则,局部隆起,于子宫前壁可见一类圆形影,与子宫肌层相比,T_1WI 为等信号,T_2WI 为低信号,信号均匀,境界清楚。Gd-DTPA增强扫描后病灶明显、不均匀强化,与子宫肌层强化程度接近,双侧卵巢 T_2WI 呈高信号,膀胱充盈良好,壁光滑,盆腔内其他结构未见异常。

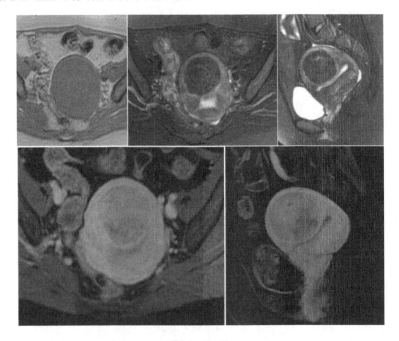

图4-6-7

3.影像学意见:子宫肌层占位性病变,子宫肌瘤可能性大,建议临床进一步检查。

示例8

1.检查技术:横断位 T_1WI、T_2WI,矢状位 T_1WI、T_2WI。

2.影像学表现(图4-6-8):扫描示子宫颈体积增大,直径超过3.5cm,宫颈信号异常,T_2WI 可见宫颈三层结构不清楚,局部软组织有肿块隆起,与宫颈肌层信号相比,T_1WI 呈等信号,T_2WI 呈略高信号,T_2WI 宫颈内膜增厚,结合带不完整,浆膜面不光滑,子宫体部未见受累,双侧附件区未见明显异常,盆腔内可见一直径约1cm的小淋巴结。

3.影像学意见:子宫颈占位性病变,符合宫颈癌改变,请结合临床。

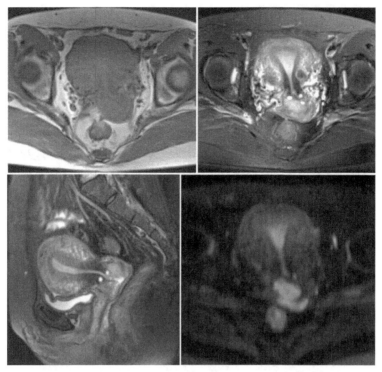

图 4 - 6 - 8

示例 9

1. 检查技术：横断位 T_1WI、T_2WI，矢状位 T_1WI、T_2WI。

2. 影像学表现（图 4 - 6 - 9）：矢状面示子宫体积稍增大，T_2WI 示子宫内膜增厚，约 6cm，

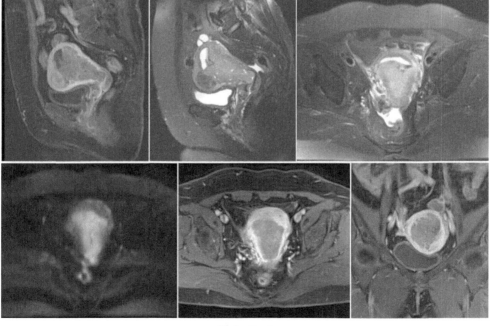

图 4 - 6 - 9

结合带不完整,子宫肌层界限不清楚,双侧卵巢大小、形态尚正常,未见明显受侵,盆壁未见肿大淋巴结。

3.影像学意见:子宫内膜增厚,子宫内膜腺癌可能性大,建议临床进一步检查。

第七节 脊 柱

示例 1

1.检查技术:矢状位 T_1WI、T_2WI,MRI 增强。

2.影像学表现(图 4-7-1):矢状面示颈椎序列正常,生理曲度正常,椎体形态及信号均正常,椎间隙正常,椎间盘 T_1WI 呈等信号,T_2WI 呈高信号,椎管通畅无梗阻,蛛网膜下腔无明显受压,黄韧带无明显增厚。脊髓信号及形态正常,无增粗或变细。

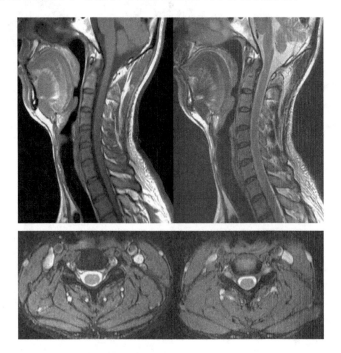

图 4-7-1

3.影像学意见:颈椎及椎管内未见明显异常。

示例 2

1.检查技术:横断位、矢状位 T_1WI、T_2WI。

2.影像学表现(图 4-7-2):矢状面示腰、骶椎生理曲度正常,椎体形态及信号均正常,椎间隙正常,椎间盘 T_1WI 呈等信号,T_2WI 呈高信号,椎管通畅无梗阻,蛛网膜下腔无明显受压,黄韧带无明显增厚。脊髓下段、马尾信号及形态正常,无增粗或变细。

3.影像学意见:腰骶椎及其椎管内未见明显异常。

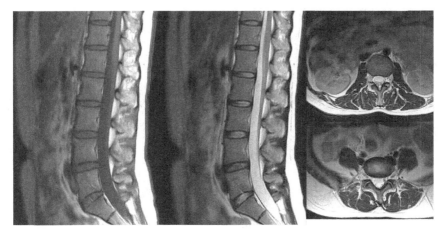

图 4 - 7 - 2

示例 3

1. 检查技术：横断位 T_1WI、T_2WI，矢状位 T_1WI、T_2WI。

2. 影像学表现（图 4 - 7 - 3）：矢状面示颈椎生理曲度后凸，椎体轻度变扁，边缘毛糙、变尖，信号正常，T_2WI 示多个椎间盘信号减低，$C_3 \sim C_4$、$C_4 \sim C_5$、$C_5 \sim C_6$、$C_6 \sim C_7$ 椎间隙平面蛛网膜下腔有轻度弧形压迹，T_1WI 示 $C_3 \sim C_4$、$C_4 \sim C_5$、$C_5 \sim C_6$、$C_6 \sim C_7$ 椎间盘信号正常，横断面示 $C_3 \sim C_4$、$C_4 \sim C_5$、$C_5 \sim C_6$、$C_6 \sim C_7$ 椎间盘后缘轻度均匀后突，硬膜囊受压，双侧隐窝略变窄。椎管未见狭窄，脊髓形态及信号尚正常，黄韧带略增厚。

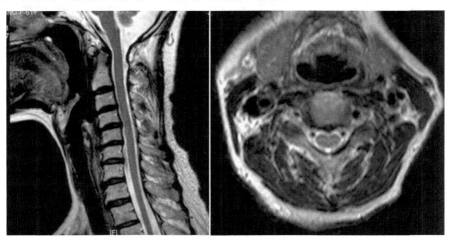

图 4 - 7 - 3

3. 影像学意见：①颈椎病（颈椎退行性改变）。②$C_3 \sim C_4$、$C_4 \sim C_5$、$C_5 \sim C_6$、$C_6 \sim C_7$ 椎间盘突出。

示例 4

1. 检查技术：横断位 T_2WI，矢状位 T_1WI、T_2WI。

2. 影像学表现（图 4 - 7 - 4）：矢状面示颈椎生理曲度变直，椎体未见变扁，边缘毛糙、变尖，信号正常，T_2WI 示多个椎间盘信号减低，$C_3 \sim C_4$、$C_4 \sim C_5$、$C_5 \sim C_6$、$C_6 \sim C_7$ 椎间隙未见明显狭窄；T_1WI 示 $C_5 \sim C_6$ 椎间盘后缘呈锤样突出，压迫脊髓。横断面示 $C_5 \sim C_6$ 椎间盘后缘局限向左外侧突出，压迫硬膜囊，左侧隐窝变窄，相应平面黄韧带增厚，椎管略狭窄，$C_5 \sim C_6$ 椎间盘水平脊髓受压,可见斑片状稍长 T_2 信号。

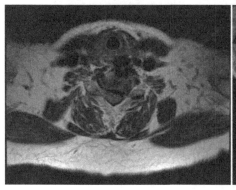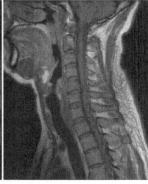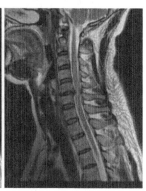

图 4 - 7 - 4

3.影像学意见:①C_5～C_6 椎间盘向左后突出。②颈椎病(脊髓型)。

示例 5

1.检查技术:矢状位 T_1WI、T_2WI、T_2WI 压脂。

2.影像学表现(图 4 - 7 - 5):矢状面示腰骶椎生理曲度存在,椎体边缘毛糙、变尖,信号正常,T_2WI 示多个椎间盘信号减低,L_4～L_5、L_5～S_1 椎间隙变窄,相应平面蛛网膜下腔受压,形成弧形压迹,T_1WI 示 L_4～L_5、L_5～S_1 椎间盘后缘呈锤样突出,压迫脊髓,横断面示 L_4～L_5,L_5～S_1 椎间盘后缘局限向正中突出,压迫硬膜囊,终丝、马尾信号正常。

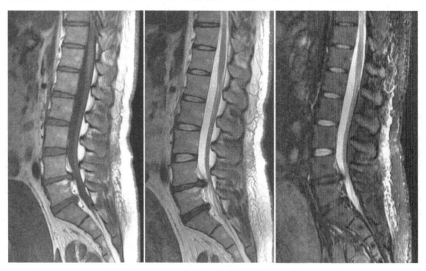

图 4 - 7 - 5

3.影像学意见:①L_4～L_5、L_5～S_1 椎间盘突出。②腰椎退行性变。

示例 6

1.检查技术:横断位 T_1WI、T_2WI,矢状位 T_1WI、T_2WI。

2.影像学表现(图 4 - 7 - 6):矢状面示腰椎生理曲度存在,椎体轻度边缘毛糙、变尖,信号正常,T_2WI 示多个椎间盘信号减低,L_3～L_4、L_4～L_5、L_5～S_1 椎间隙平面蛛网膜下腔有轻度弧形压迹,横断面示 L_3～L_4、L_4～L_5、L_5～S_1 椎间盘后缘轻度均匀膨出,硬膜囊轻度受压,终

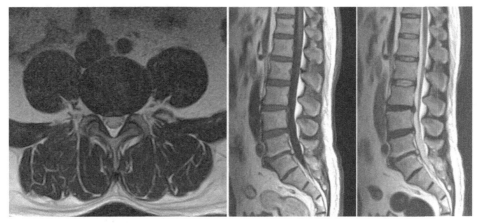

图 4-7-6

丝、马尾形态及信号尚正常。黄韧带略增厚。

3.影像学意见:①腰椎退行性变。②$L_3 \sim L_4$、$L_4 \sim L_5$、$L_5 \sim S_1$ 椎间盘膨隆。

示例 7

1.检查技术:矢状位 T_1WI、T_2WI。

2.影像学表现(图 4-7-7):颈椎序列不正常,C_4、C_5 椎体变扁,前后径增宽,椎体边缘变尖,骨皮质断裂,C_4 椎体向后移位约 1/2 椎体,相应椎管狭窄,相应平面脊髓受压变细,局部 T_2WI 呈高信号,横断面示椎体骨皮质断裂,脊髓前缘受压。$C_4 \sim C_6$ 椎体平面脊髓 T_2WI 呈高信号,T_1WI 呈略低信号,$C_2 \sim C_4$ 椎前可见梭形影,T_1WI 呈等信号,T_2WI 呈高信号。

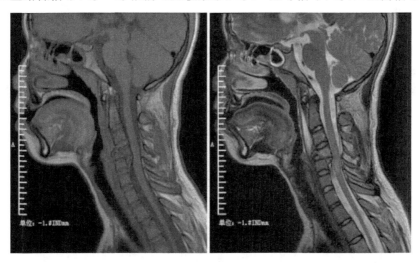

图 4-7-7

3.影像学意见:①C_4、C_5 椎体爆裂骨折并 C_4 椎体后脱位(Ⅱ°)。②脊髓挫伤。③$C_2 \sim C_4$ 椎前积血。

示例 8

1.检查技术:横断位 T_1WI、T_2WI,矢状位 T_1WI、T_2WI。

2.影像学表现(图 4-7-8):腰椎序列正常,生理曲度存在,L_4、L_5 椎体对位欠佳,椎体及附件可见不同程度骨质增生，T_9、T_{11}、L_1、L_2 椎体变扁，L_1、L_2 椎体内可见片状长 T_1 信号，在 T_2 压脂像上呈高信号，椎间盘未见突出及膨出，黄韧带局部增厚，椎管未见狭窄，髓内未见明显异常信号影。

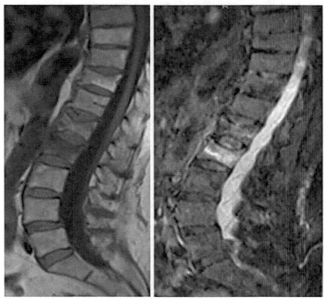

图 4-7-8

3. 影像学意见：①T_9、T_{11}、L_1、L_2 椎体压缩性骨折（L_1、L_2 椎体新近发生）。②L_4、L_5 椎体失稳。③腰椎退行性变。

示例 9

1. 检查技术：横断位 T_2WI，矢状位 T_1WI、T_2WI、T_2WI 压脂。

2. 影像学表现（图 4-7-9）：腰椎序列失常，L_3、L_4 椎体呈楔形改变，局部成角畸形后突入椎管内，$L_3 \sim L_4$ 椎间隙变窄、消失，椎间盘信号异常，椎体 T_1WI 信号减低，T_2WI 信号增高，冠

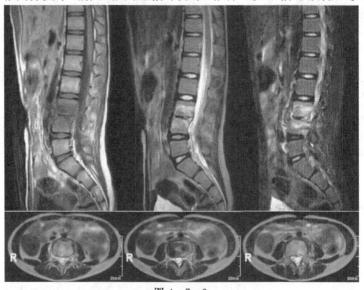

图 4-7-9

状面及横断面于椎旁、双侧腰大肌内侧可见长条状、不规则形软组织影,有较厚的等信号环壁,其内 T_1WI 呈低信号,T_2WI 呈高信号,Gd-DTPA 增强扫描后呈环形强化。

3. 影像学意见:L_3、L_4 椎体结核并椎旁冷脓肿形成。

示例 10

1. 检查技术:横断位 T_1WI、T_2WI,矢状位 T_1WI、T_2WI。

2. 影像学表现(图 4-7-10):腰椎顺列,生理曲度变直,椎间隙无狭窄。$T_{12}\sim S_1$ 椎体及部分附件信号不均,可见斑片状异常信号影,T_1WI 呈低信号,T_2WI 呈高信号,STIR 呈高信号。$L_2\sim S_1$ 椎间盘可见 T_2WI 信号减低,$L_4\sim L_5$ 椎间盘向后偏右突出改变,$L_3\sim L_4$、$L_5\sim S_1$ 椎间盘可见向后突出,椎管有轻度狭窄改变。脊髓无受压,走行自然,形态及信号无殊。椎前及椎旁软组织无殊。

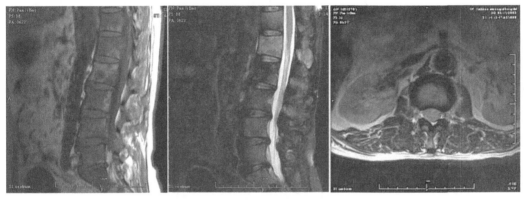

图 4-7-10

3. 影像学意见:①$T_{12}\sim S_1$ 椎体异常信号,结合临床,考虑转移瘤可能,建议进一步检查。②$L_4\sim L_5$ 椎间盘向后偏右突出。③$L_3\sim L_4$、$L_5\sim S_1$ 椎间盘向后突出。④腰椎退行性变,椎管略狭窄。

第八节 四 肢

示例 1

1. 检查技术:矢状位 T_1WI、T_2WI 压脂,冠状位 T_2WI。

2. 影像学表现(图 4-8-1):膝关节冠状面及矢状面扫描示双侧关节间隙正常,无明显狭

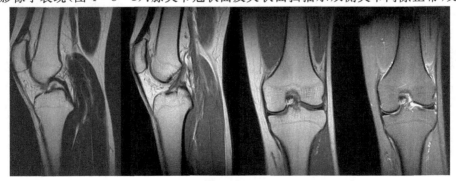

图 4-8-1

窄及增宽,关节面光滑,关节腔内无积液,双侧内、外侧前、后半月板形态及信号正常,边缘规整,周围肌肉无异常,矢状面示前、后交叉韧带形态及信号未见异常。

3.影像学意见:膝关节未见明显异常。

示例 2

1.检查技术:矢状位 T_1WI、T_2WI 压脂,冠状位 T_2WI。

2.影像学表现(图 4-8-2):扫描示左膝内侧半月板前角失去正常三角形结构,呈结节形,边缘不规则,呈波浪状,其内可见线条状异常高信号与关节面相通,关节间隙尚正常,关节腔内积液,T_1WI 呈低信号,T_2WI 呈高信号。

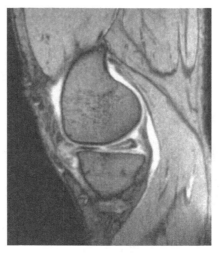

图 4-8-2

3.影像学意见:左膝内侧半月板前角水平撕裂。

示例 3

1.检查技术:矢状位 T_1WI、T_2WI 压脂,冠状位 T_2WI。

2.影像学表现(图 4-8-3):左膝关节冠状面及矢状面扫描示双侧关节间隙正常,组成诸骨可见不同程度骨质增生,股骨下段、胫骨上段及髌骨软骨下可见斑片状稍长 T_1、稍短 T_2 信

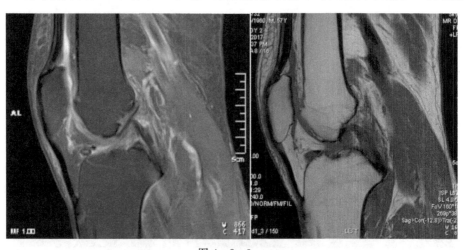

图 4-8-3

号,在 T_2WI 压脂像上呈高信号,关节面不光滑,关节腔内及髌上囊内有少量积液,内、外侧前、后半月板形态及信号正常,边缘规整,前、后交叉韧带肿胀,信号增高,连续性不完整,周围肌肉无异常。

3.影像学意见:①左膝前、后交叉韧带撕裂。②左膝关节退行性改变。

示例 4

1.检查技术:矢状位 T_1WI、T_2WI 压脂,冠状位 T_2WI。

2.影像学表现(图 4-8-4):扫描示双侧股骨头不对称,T_1WI 双侧股骨头边缘可见线样低信号,T_2WI 压脂像呈高信号或"双边征",质子加权像均显示双侧股骨头异常信号。股骨头变形,软骨下塌陷,T_1WI 上见环状及带状低信号,T_2WI 上呈高信号。

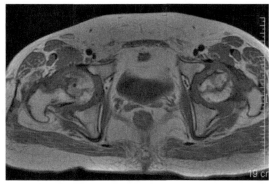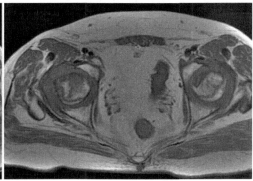

图 4-8-4

3.影像学意见:双侧股骨头缺血坏死。

第五章 超声诊断报告

第一节 概 论

一、超声诊断报告书写基础

任何形式的超声诊断报告都是超声科医生对一系列检查结果进行客观综合分析后而做出的。可以说,声像图所获得的信息是进行超声诊断的主体,或说成是重要基础,但绝不能因此而忽略了另一个重要的原则——与临床的充分结合,只有将超声与临床完整地统一起来,才能使超声诊断水平发挥到极致。

超声报告的独特之处:超声检查过程与检查结果是同时完成的,这一点不同于放射科及病理科医生。因此在检查过程中,超声科医生要尽可能地利用设备所提供的各种技术,包括 2D 成像、彩色多普勒血流成像、谐波成像、3D 成像等,为客观、准确地做出超声诊断提供全面的技术帮助。

完整的超声报告要求超声科医生具有四个"熟悉",具体如下。

1.熟悉声像图与解剖学的联系,特别是与断层解剖学的联系。

2.熟悉声像图上正常人体器官组织及其变异。

3.熟悉超声图像的实际意义和可能伴随的伪像与误区。

4.熟悉血流动力学改变与多普勒超声的联系。

做一名优秀的超声科医生还应具有的习惯:在临床方面,要有在检查前或检查中常规查阅全部病例资料的良好习惯,在必要时做补充病史询问和体格检查。这样不仅可以全面客观地评估超声检查结果,还可发现有意义的临床线索,主动扩大超声检查范围,降低误、漏诊率。这样做的结果,是使超声专业的整体优势得到了最好的发挥,使患者得到了最高原则的医疗质量保证。

二、超声诊断报告的书写基本要求

一份完整的超声诊断报告是临床超声科医生综合素质的体现,深刻地体现了医疗质量和学术思想水平。因此,在超声诊断报告书写时,必须要具有实事求是的科学态度和认真负责的精神。

超声图文报告是将超声探测到的全部信息用数据、文字、绘图、照片或录像等方式记录下来,结合病史体征和其他检查进行综合分析,提出诊断意见,供临床参考,是告知受检者的凭据。报告单书写要求如下。

1.一般项目:包括姓名、年龄、性别、婚否、门诊号、住院号、超声号和图像记录方式等。

2.脏器:径线和病灶大小的测量值。

3.图像分析:将超声扫查所获得的全部信息提取对诊断有价值的部分,用超声术语做简明扼要的描述,包括脏器或病灶的外形、大小、部位、回声(指内部回声、边界回声、后壁回声)等,表面是否光滑,境界是否清楚,毗邻关系也应有必要的描写。

4.图像记录:采用各种图像记录方式,将典型图像记录下来并加以说明,使临床医师一目了然。

5.超声提示(超声诊断):根据前面四项内容,结合临床提出确切的诊断意见,如同一患者有多种疾病,应把诊断明确的疾病放在首位。

(1)超声检查正常结论:某脏器超声检查未见明显异常。

(2)超声检查异常影像结论应包括以下内容。①明确的超声结论:当某一病变具有鲜明的声像特征和高度的特异性时,可下充分肯定的或否定的诊断,如胆囊结石。②部分明确的结论:如肝脏声像图显示一囊性病变,虽难以做出肯定性诊断,但可明确做出解剖定位诊断和物理性质诊断。③不明确的超声结论:若声像图发现某一区域有异常,难以做出肯定性诊断或病灶来源时,可以对所见声像图进行客观描述,结合有关资料做出恰当的提示性推断,供临床参考。

6.提出建议:通过超声扫查,如有下列情况者应提出建议。①由于种种原因检查的脏器显示不清,建议复查;②暂时不能明确诊断者,建议随访或观察;③需进一步明确诊断者,如发现肾积水,为明确肾积水原因,建议做进一步检查;④其他一些原因。

7.签名和日期:检查者亲笔签名,请上级医师会诊者应有相应的签名,做到双签名。若报告单用计算机打印方式生成,若由打字员录入报告者,医生应在报告单打印前做好审核,必要时录入者签名。报告单时间应精确到分。

8.遇到特别急重症患者检查后需及时抢救时,可以口头形式报告给临床医生,但最终以正式书面报告为准。

9.在任何情况下不得出具虚假报告。

三、超声诊断报告的特性

1.针对性:根据超声检查所见对申请单提出的问题给予有针对性的阐述,做出明确的肯定或否定的回答。例如:临床医生触诊有颈部包块,当我们未见到异常影像时,应对医生所指包块处的组织回声加以描述,提示其并非病变。

2.客观性:应对病变的部位、形态、大小、数目、回声特点、动态变化及毗邻关系等进行准确的客观描述。例如:①病变部位,如肝左叶或者肝右叶的病变,是腹腔内还是腹膜后的病变。②病变形态、大小、数目、邻近结构,如所测量肿物的大小要有三个径线,这样通过径线的数值,让读报告者可以估计肿物的大体形态,如"饼样""球形"等;肿物的多发还是单发,是散在还是弥漫分布;与邻近的器官或血管关系是推移受压还是浸润粘连。③病变回声特点,如回声是否均匀,有无独特的表现——靶环征、假肾征、星花征等。④病变动态表现,如呼吸或者外力推压时移动情况(包括与邻近的脏器、血管、腹壁、肠管等之间有无相对移动),变换体位其内部的回声特点有无改变——结石的移动。⑤重要的阴性所见也应描述,以供鉴别诊断时参考,如患者急腹症来诊时,腹腔有无游离液体;胆总管扩张时肝内胆管有无扩张。

3.独立性:超声检查只是临床检查的一种手段,因此对超声图像的分析必须注意参考临床表现。任何结论都不能脱离临床表现,但也不能脱离声像图的客观表现去迎合临床诊断。切忌随意附和或臆测。不要认为是十分典型的图像就做定性诊断。

4.系统性:有的病变在其发展过程中,声像图也会出现动态变化,有必要进行系统的超声随访来复核最初的诊断,超声诊断报告应正确地把这种变化反馈给临床。超声诊断是全面临床检查的一个环节,并非是唯一的和最后的诊断,特别是在超声诊断不足的领域,有必要向临床方面提出合理的下一步检查手段。在检查中如发现有临床意义的线索,应根据其线索进行全面系统超声扫查,以补充临床方面的不足。

例如:①考虑为炎性的病变一般要在抗炎后1~2周做复查,外伤的患者一定要在阴性结论的后面写上一句——病情变化随诊复查;②怀疑肾盂内有肿瘤而显示不清晰时,切不可随意定诊,建议临床医生进一步检查以除外占位性病变;③检查盆腔时发现双侧卵巢实性肿物,此时应考虑来源于胃肠道的转移肿瘤,应向上扩大扫查范围。

5.科学性:如不能直接用临床疾病的术语来描述病变的声像图表现,则不能只描述某幅图像的平面特点而不注意描述病变的立体形态。例如:图片上的规范的体表标志及清晰的测量径线有利于患者下次复查时对肿物的定位及大小的动态变化的观察。

6.真实性:手写超声检查报告单必须字迹工整、清晰,无错字、无涂改;计算机打印方式生成电子报告中无错字、无涂改。一次超声检查只出具1次超声诊断报告单,经诊断医师签字后生效。在任何情况下不得出具不真实的超声诊断报告单。

第二节　超声正常描述

示例1

1.超声所见(图5-2-1):具体如下。

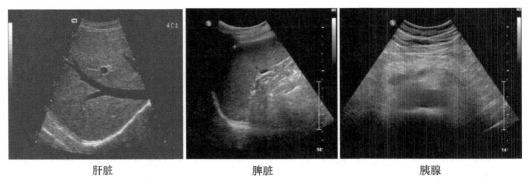

肝脏　　　　　　　脾脏　　　　　　　胰腺

图5-2-1

(1)肝左叶厚45mm,上下径为63mm,右肝斜径为135mm。肝形态正常,表面光滑,肝实质回声均匀,未见占位,血管走向自然,显示清晰,肝内胆管未见扩张。

(2)门静脉主干内径为11mm,其内未见异常回声。

(3)胆囊大小为62mm×30mm,囊壁光滑,胆汁透声好,其内未见结石和肿块,胆总管内径为5mm。

(4)脾厚38mm,脾长径为112mm,脾静脉内径无扩张,表面光滑,脾内回声均匀,未见异常回声。

(5)胰头厚23mm,胰体厚13mm,胰尾厚12mm,胰腺大小正常,内部光点分布均匀,胰管未见扩张。

2.超声提示:肝、胆、脾、胰未见明显异常。

示例 2

1.超声所见(图 5-2-2):具体如下。

(1)双肾大小正常,左肾切面三径为 110mm×56mm×43mm,右肾切面三径为 112mm×58mm×44mm。双肾形态正常,包膜光滑完整,肾实质结构清晰,皮、髓质分界清晰。集合系统未见分离,其内未见光团及积液。

(2)双侧输尿管未见扩张。

(3)膀胱液性暗区内未见异常回声。

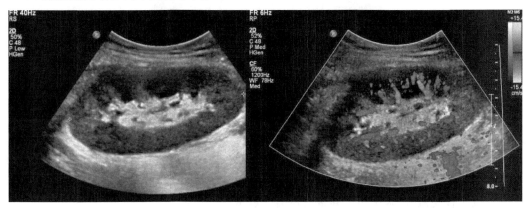

图 5-2-2

2.超声提示:泌尿系统未见明显异常。

示例 3

1.超声所见(图 5-2-3):前列腺大小为 38mm×23mm×21mm,其内光点分布均匀,边界规整,未见包块回声。

2.超声提示:前列腺未见明显异常。

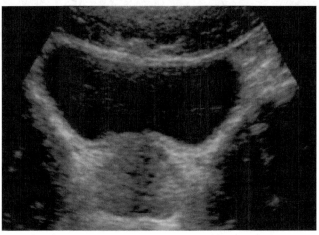

图 5-2-3

示例 4

1. 超声所见(图 5 - 2 - 4):子宫前位,切面形态正常,三径为 64mm×35mm×30mm,宫腔线居中,子宫内膜清晰,肌壁回声均匀,子宫边界规整。双附件未见明显肿块回声。盆腔未见明显液性暗区。

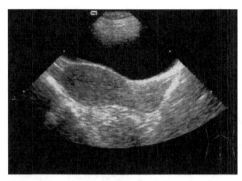

图 5 - 2 - 4

2. 超声提示:子宫、附件未见明显异常。

示例 5

1. 超声所见(图 5 - 2 - 5):甲状腺右叶大小为 22mm×18mm,左叶大小为 23mm×18mm,峡部厚 4mm。甲状腺左、右叶及峡部形态规则,边界清晰,内部回声分布均匀,未见明显异常回声。彩色多普勒检查:未见明显异常血流信号显示。

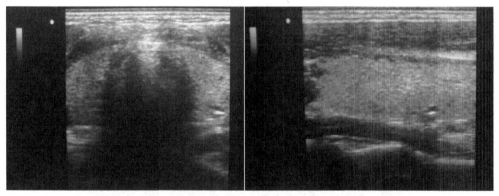

图 5 - 2 - 5

2. 超声提示:甲状腺未见明显异常。

示例 6

1. 超声所见(图 5 - 2 - 6):双侧乳腺各层结构清晰,右侧腺体层厚 9.2mm,左侧腺体层厚 9.4mm,内部回声分布均匀,未见明显异常回声。彩色多普勒检查(CDFI、CDE):未见明显异常血流信号显示。

2. 超声提示:乳腺未见明显异常。BI-RADS 分级 1 级。

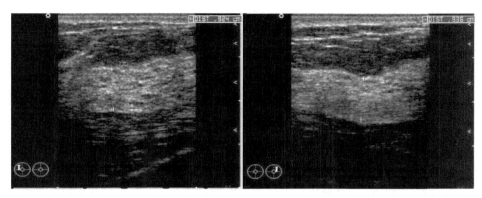

图 5-2-6

示例 7

1.超声所见(图 5-2-7):左侧睾丸大小为 40mm×29mm×18mm,右侧睾丸大小为 42mm×31mm×22mm。双侧睾丸形态规则,边界清晰,内部回声分布均匀,未见明显异常回声。附睾头无增大。阴囊内未见明显液性暗区。精索静脉内径未见增宽。彩色多普勒检查:未见异常血流信号显示。

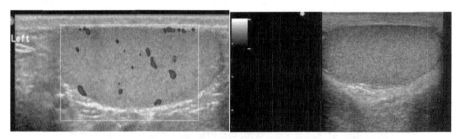

图 5-2-7

2.超声提示:阴囊、睾丸未见明显异常。

示例 8

1.超声所见(图 5-2-8):具体如下。

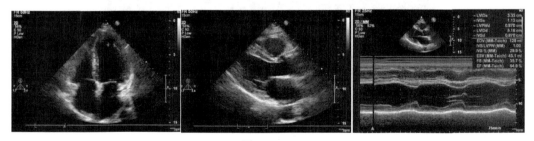

图 5-2-8

主动脉环部:19mm,主动脉窦部:34mm,升主动脉:26mm,左房:34mm,左室舒张末期:50mm,左室收缩末期:35mm,右房:36mm×41mm,右室:18mm,肺动脉:8mm,室间隔:9mm,左室后壁:9mm。

（1）各心腔大小及大血管内径测量值在正常范围内。

（2）室间隔及左室后壁无增厚,运动协调,室壁运动未见异常。

（3）各瓣膜形态结构及启闭活动未见异常。

（4）左心功能测定,EF 65%,FS 38%。

彩色多普勒显示:心内各瓣口未探及异常血流信号。①M型超声:二尖瓣前、后叶呈逆向运动。②心内结构及血流未见明显异常。③左室收缩功能正常。

二维及M型超声心动图特征:各房室腔径正常,室壁厚度及运动正常,房、室间隔连续性完好,各组瓣膜形态、结构及启闭正常。升主动脉内径正常,管壁光滑,主波幅度正常,重搏波存在;肺动脉内径正常;主-肺动脉之间无异常通道。冠状动脉主干管壁及管腔未见明显异常。心包及心包腔未见明显异常。

彩色及频谱多普勒超声心动图特征:①各组瓣膜血流频谱及彩色血流显像正常。②各房、室腔及大血管未探及异常血流信号。

2.超声提示:(成人)心脏未见明显异常。

第三节　腹部疾病

示例 1

1.超声所见(图5-3-1):肝脏形态规则,包膜光整,肝内血管网络清晰。肝左叶可见一25mm×26mm类圆形无回声区,边界清晰,壁薄光滑,后方回声增强。肝右叶斜径为136mm,门静脉内径为12mm 。

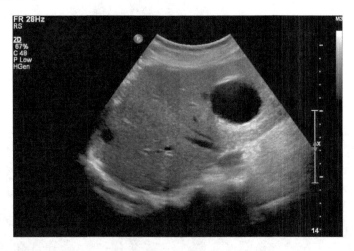

图 5-3-1

2.超声提示:肝左叶囊性回声,肝囊肿可能性大。

示例 2

1.超声所见(图5-3-2):肝脏大小、形态如常,包膜光整。肝右叶探及一15mm×12mm高回声区,轮廓清晰,内部回声较均匀,边界清晰,未见声晕,后壁回声轻度增强。余肝实质回声均匀,门静脉及胆管未见扩张。CDFI:边缘可见血管裂隙征。周围可见环绕或通入的血管。

2.超声提示:肝右叶实性占位,肝血管瘤可能性大。

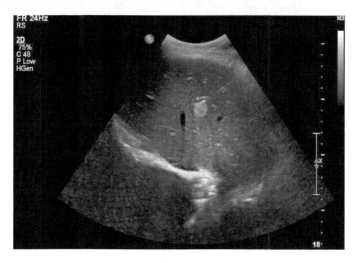

图 5-3-2

示例 3

1.超声所见(图 5-3-3):肝脏体积增大,形态饱满,包膜光整,肝内血管网络模糊。肝实质近场回声增强、增粗,远场回声衰减。肝右叶斜径为 158mm,门静脉内径为 12mm。

2.超声提示:重度脂肪肝。

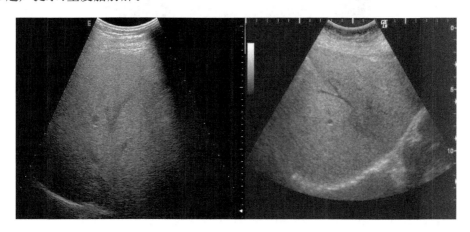

图 5-3-3

示例 4

1.超声所见(图 5-3-4):肝脏形态规则,包膜光整,内部回声分布均匀,肝内血管网络清晰。肝右叶内可见多个强回声光点,最大的约 5mm×4mm,后方伴声影。肝内胆管未见扩张。肝右叶斜径为 136mm,门静脉内径为 12mm。

2.超声提示:肝右叶强回声光点,考虑肝内多发钙化灶,请结合临床。

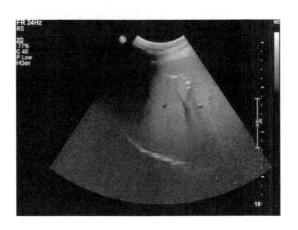

图 5-3-4

示例 5

1. 超声所见(图 5-3-5):肝脏体积稍增大,形态尚可,包膜尚光整。肝右叶内可见一 50mm×44mm 团块状等回声区,边界尚清晰,周围有声晕,内部回声欠均匀。门静脉内径为 16cm,其内可见 21mm×18mm 等回声区。肝内管道结构受压移位。

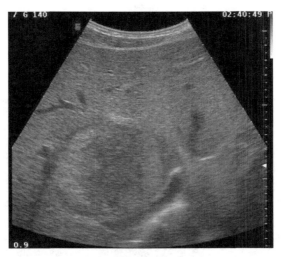

图 5-3-5

2. 超声提示:①肝内实性占位,考虑肝癌可能性大。②门静脉癌栓形成。

示例 6

1. 超声所见(图 5-3-6):肝脏大小、形态如常,包膜光整。肝内可见多个团状稍低回声区,周围有声晕,其内回声尚均匀,边界尚清晰,最大的为 30mm×26mm。肿块周围肝组织回声如常。门静脉显示清晰,宽 12mm,其内未见明显肿块影。

2. 超声提示:肝内多发占位,考虑肝转移瘤,请结合临床。

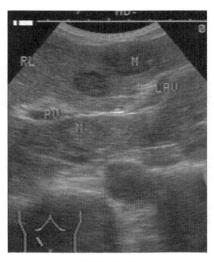

图 5-3-6

示例 7

1. 超声所见(图 5-3-7):肝脏体积缩小,形态失常,包膜凹凸不平,呈锯齿状,肝缘变锐。内部回声弥漫性增强、增粗,分布不均匀。肝右叶斜径为 109mm。门静脉增宽,内径为 15mm。肝周间隙、肝肾隐窝见片状无回声区,最大液性暗区深约 32mm。

2. 超声提示:①肝硬化。②腹水。

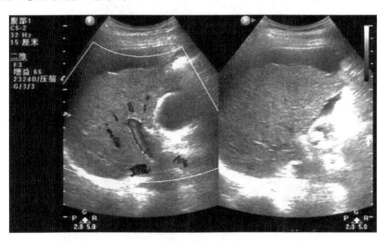

图 5-3-7

示例 8

1. 超声所见(图 5-3-8):胆囊大小为 53mm×28mm,壁厚 6mm。胆囊壁毛糙、增厚,呈双边征,胆汁透声尚可。胆区未见明显异常回声。肝门部胆总管无扩张。

2. 超声提示:胆囊壁增厚毛糙,请结合临床。

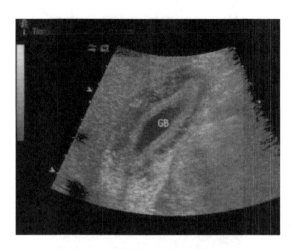

图 5 - 3 - 8

示例 9

1.超声所见(图 5 - 3 - 9):胆囊大小为 65mm×29mm,壁厚 5mm,胆囊腔内可见多个强回声光团,后方伴声影,最大的约 15mm×13mm,随体位改变移动(补充泥沙型胆囊结石描述:胆囊腔内可见多个密集的细小点状强回声,后方伴声影,随体位改变缓慢移动)。

2.超声提示:胆囊多发结石。

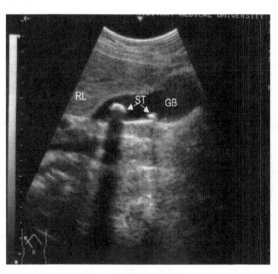

图 5 - 3 - 9

示例 10

1.超声所见(图 5 - 3 - 10):胆囊液性暗区消失,胆区内可见恒定的强回声光团,大小约 42mm×20mm,后方伴宽声影,胆囊呈"WES"征。

2.超声提示:胆囊结石(充满型)。

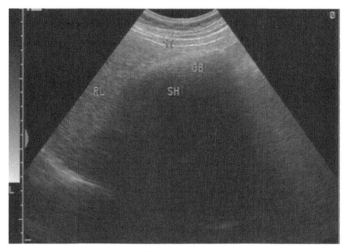

图 5 - 3 - 10

示例 11

1. 超声所见(图 5 - 3 - 11):胆囊大小为 65mm×32mm,壁厚 5mm,胆囊壁可见一大小约 3mm×2mm 点状高回声,与囊壁相连,后方不伴声影,不随体位改变移动。肝门部胆总管无扩张。彩色多普勒检查:高回声内未见明显血流信号。

2. 超声提示:胆囊息肉。

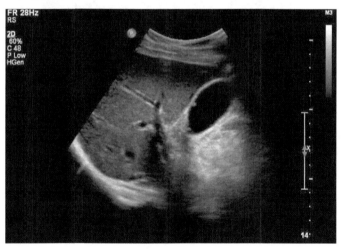

图 5 - 3 - 11

示例 12

1. 超声所见(图 5 - 3 - 12):胆总管宽 27mm,胆总管十二指肠后段管腔内可见一大小约 24mm×23mm 强回声光团,后方伴声影。相应部位胆管壁连续、光整;肝门部胆总管宽 20mm,管腔内未见明显异常回声。左、右肝内胆管增宽,内径为 10mm,管腔内未见明显异常回声。

2. 超声提示:①胆总管扩张伴结石。②肝内胆管扩张。

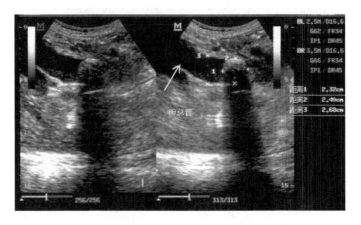

图 5 - 3 - 12

示例 13

1.超声所见(图 5 - 3 - 13):胰腺体积增大,形态饱满,轮廓模糊。胰头为 35mm,胰体为 23mm,胰尾为 16mm。内部回声弥漫性减低,胰管未见扩张。

2.超声提示:胰腺回声弥漫性减低,考虑为急性胰腺炎,请结合临床。

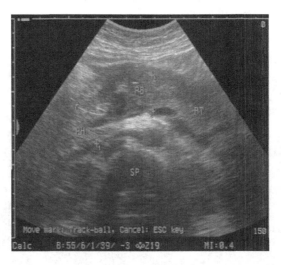

图 5 - 3 - 13

示例 14

1.超声所见(图 5 - 3 - 14):胰腺体积增大,形态失常,轮廓清晰。胰头为 25mm,胰体为 12mm,胰尾为 65mm。胰尾部可见一 60mm×72mm 的类圆形无回声区,边界尚清晰,其内透声可,后方回声增强,胰管未见扩张。

2.超声提示:胰尾部囊性肿块,考虑为胰腺囊肿,请结合临床。

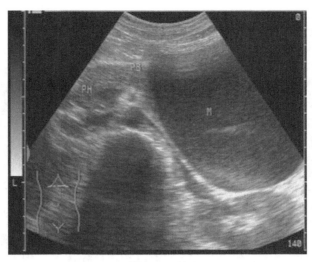

图 5 - 3 - 14

示例 15

1. 超声所见(图 5 - 3 - 15):脾脏体积增大,形态饱满,上下极圆钝,切迹变浅。厚径约 53mm,长径为 119mm。内部回声分布均匀,未见明显异常回声。脾门处脾静脉内径为 9mm,脾内分支为 5mm。

2. 超声提示:脾大,请结合临床。

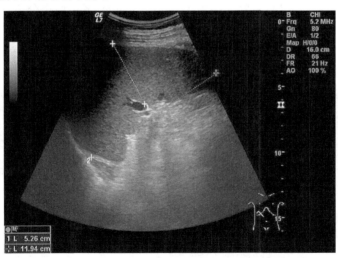

图 5 - 3 - 15

示例 16

1. 超声所见(图 5 - 3 - 16):脾脏形态规则,边界清晰。厚径约 36mm,长径为 108mm。内部回声分布均匀,未见异常回声。脾门处可见一 14mm×15mm 的圆形低回声区,形态规则,边界清晰,内部回声分布均匀,与脾实质回声一致。

2. 超声提示:脾门处低回声结节,考虑副脾可能性大。

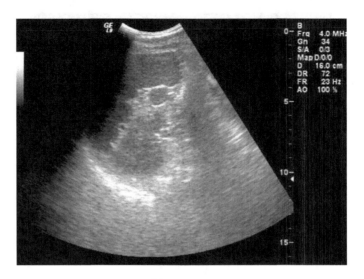

图 5 - 3 - 16

第四节 泌尿、生殖系统疾病

示例 1

1.超声所见(图 5 - 4 - 1):右肾大小为 109mm×45mm,肾窦回声分离 10mm,肾窦内下端可见一 14mm×8mm 的强回声光团,后方伴声影 。左肾大小、形态如常,包膜光整,肾实质回声分布均匀,肾窦回声无分离,肾区未见异常回声。双侧输尿管未见扩张。

2.超声提示:右肾结石。

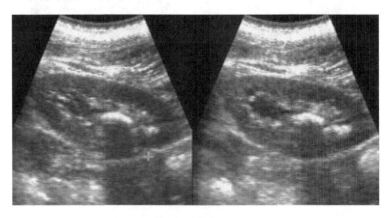

图 5 - 4 - 1

示例 2

1.超声所见(图 5 - 4 - 2):右肾大小、形态如常,肾实质回声尚均匀,肾窦回声分离 9mm。肾区内未见异常回声。右侧输尿管上段增宽约 7mm,近肾盂 4cm 处可见一 8mm×6mm 的强回声光团后伴声影。左肾大小、形态如常,包膜光整,肾实质回声分布均匀,肾窦回声无分离,肾区未见异常回声。左侧输尿管未见扩张。

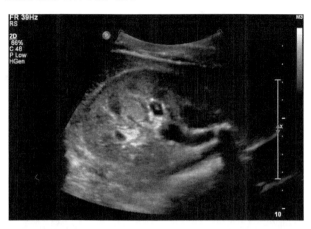

图 5 - 4 - 2

2. 超声提示：右侧输尿管上段结石伴肾盂、输尿管轻度积水。

示例 3

1. 超声所见（图 5 - 4 - 3）：左肾大小为 121mm×55mm，肾窦回声分离 30mm，肾区内未见明显结石影像。右肾大小、形态如常，肾实质回声均匀，肾窦回声未见分离，肾区内未见异常回声。左侧输尿管上段内径宽约 12mm，距离肾门 4cm 处，探及一大小约 16mm×12mm 的团状强回声，后方伴声影。右侧输尿管未见扩张。

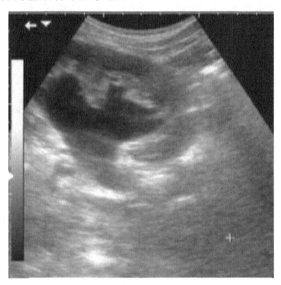

图 5 - 4 - 3

2. 超声提示：左侧输尿管上段结石，伴肾盂、输尿管重度积水。

示例 4

1. 超声所见（图 5 - 4 - 4）：右肾形态失常，局部向外突起，于肾上极见一大小约 22mm×20mm 的类圆形无回声区，凸出肾实质生长，边界清晰，壁薄光滑，后方回声增强，余肾实质未见明显异常回声。左肾大小、形态如常,肾实质回声均匀,肾窦回声未见分离,肾区内未见异常回声。

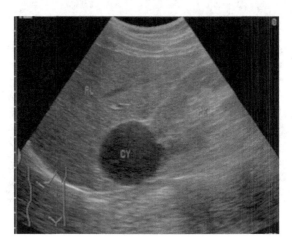

图 5-4-4

2.超声提示:右肾囊肿。

示例 5

1.超声所见(图 5-4-5):双肾体积增大,形态失常。肾区内可见多个类圆形无回声区,互不相通,后方回声增强,最大的为 26mm×25mm。无正常肾实质回声,肾窦回声受压变形。

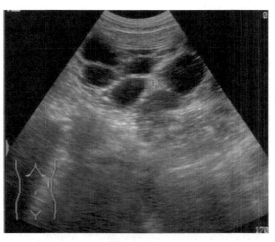

图 5-4-5

2.超声提示:多囊肾改变,请结合临床。

示例 6

1.超声所见(图 5-4-6):膀胱充盈欠佳,内壁稍毛糙,腔内可见一 49mm×28mm 的团状强回声,后方伴声影,随体位改变移动。

2.超声提示:膀胱结石。

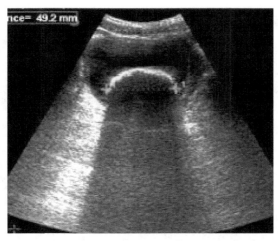

图 5 - 4 - 6

示例 7

1. 超声所见(图 5 - 4 - 7):膀胱充盈良好,膀胱近三角区可见一 35mm×20mm 的团块状稍低回声区,边界欠清晰,凸入膀胱,呈不规则状,基底较宽,不随体位改变移动。CDFI:其内可见血流信号显示,呈动脉频谱。余膀胱内未见明显异常回声,内透声尚可。

2. 超声提示:膀胱异常回声,膀胱癌可能性大,建议进一步检查。

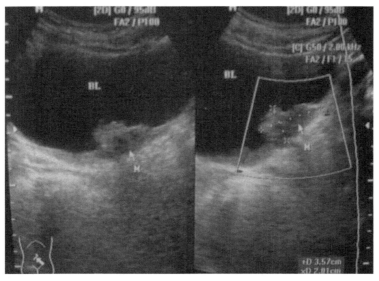

图 5 - 4 - 7

示例 8

1. 超声所见(图 5 - 4 - 8):膀胱充盈良好,膀胱腔内可见一 45mm×20mm 的团块状等回声区,呈椭圆形,边界清晰,随体位改变移动。CDFI:其内未见明显血流信号显示。

2. 超声提示:膀胱腔内异常回声,考虑膀胱血凝块可能性大。

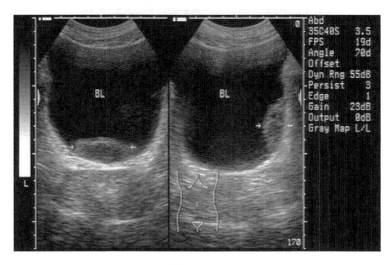

图 5－4－8

示例 9

1.超声所见(图 5－4－9):膀胱充盈良好,黏膜粗糙,内壁毛糙,腔内见絮状、漂浮的点片状等低回声。于膀胱底部可见一 30mm×24mm 的囊状无回声区,与膀胱内无回声区相连,排尿后缩小。余未见明显异常改变。

2.超声提示:膀胱憩室合并感染。

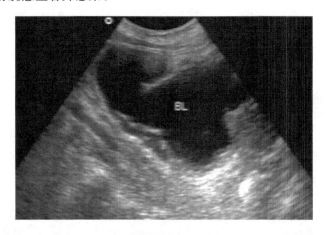

图 5－4－9

示例 10

1.超声所见(图 5－4－10):膀胱充盈良好,内壁光整,腔内未见异常回声。排尿后膀胱内可见一 4.5cm×8.3cm×6.2cm 的液性暗区〔膀胱残余尿量计算公式:粗略计算法为左右径(cm)×前后径(cm)×上下径(cm)×0.5＝残余尿量(ml)〕。

2.超声提示:膀胱残余尿量为 115.8ml,请结合临床。

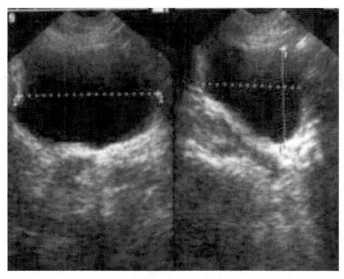

图 5 - 4 - 10

示例 11

1.超声所见(图 5 - 4 - 11):前列腺大小为 38mm×52mm×42mm,体积增大,形态失常,呈扁圆形,包膜连续、光整,内部回声增强,分布不均匀。前列腺向膀胱腔内突起。膀胱充盈良好,其内液性暗区透声可,未见明显异常回声。

2.超声提示:前列腺增生,请结合临床。

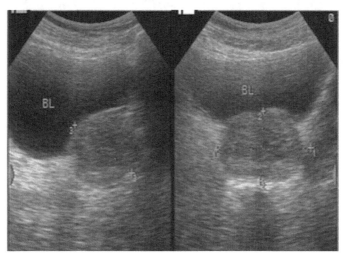

图 5 - 4 - 11

示例 12

1.超声所见(图 5 - 4 - 12):前列腺体积增大,形态失常,双侧不对称,大小为 56mm×44mm×37mm。外腺区可见一 32mm×28mm 的低回声区向外突起,内部回声分布不均匀,前列腺包膜局部中断。余未见明显异常改变。

2.超声提示:前列腺异常回声,前列腺癌可能性大,建议进一步检查。

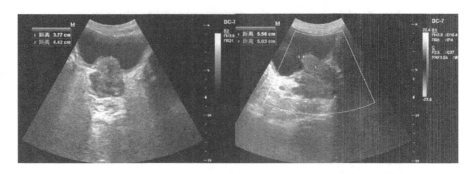

图 5 - 4 - 12

示例 13

1.超声所见(图 5 - 4 - 13):左侧睾丸大小为 15mm×16mm,右侧睾丸大小为 33mm×18mm。阴囊增大,左侧阴囊内可见大片状液性暗区,睾丸被液性暗区包绕,最大深度为 38mm,其内透声尚可。右侧睾丸形态规则,边界清晰,内部回声分布均匀,未见明显异常回声。附睾头无增大,精索静脉内径未见增宽。

2.超声提示:左侧睾丸鞘膜积液。

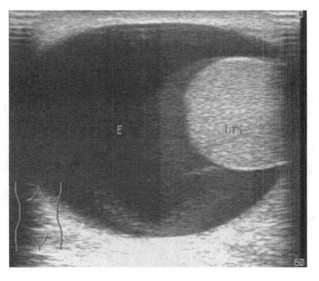

图 5 - 4 - 13

示例 13

1.超声所见(图 5 - 4 - 13):左侧睾丸大小为 36mm×21mm,右侧睾丸大小为 35mm×22mm。双侧睾丸形态规则,边界清晰,内部回声分布均匀,未见明显异常回声。右侧附睾头可探及一类圆形的无回声暗区,边清壁薄,后方增强。左侧附睾未见明显异常。

2.超声提示:右侧附睾囊性占位性病变,附睾囊肿。

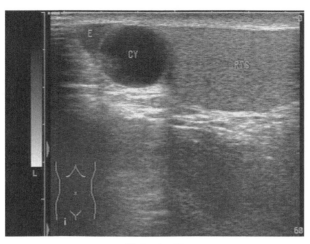

图 5 - 4 - 13

示例 14

1.超声所见(图 5 - 4 - 14):左侧睾丸大小为 21mm×12mm,右侧睾丸大小为 22mm×11mm。双侧睾丸形态规则,边界清晰,内部回声分布均匀,未见明显异常回声。附睾头无增大。阴囊内未见明显液性暗区,右侧精索部可见椭圆形无回声区,或位于腹股沟管中,边界清晰,精索部未闭,并且与睾丸鞘膜腔相通,液性暗区大小随体位改变而变化,站立位时液性暗区增大。

2.超声提示:右侧精索鞘膜积液(交通型)。

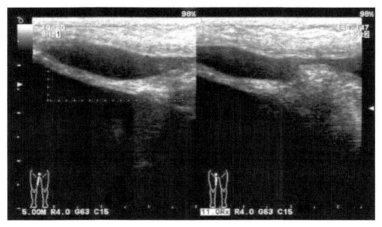

图 5 - 4 - 14

示例 15

1.超声所见(图 5 - 4 - 15):具体如下。

(1)左侧睾丸大小为 36mm×19mm,右侧睾丸大小为 37mm×18mm。双侧睾丸形态规则,边界清晰,内部回声分布均匀,未见明显异常回声。附睾头无增大。

(2)左侧阴囊上方扫查,可见纤曲的管状无回声,管壁薄、清晰,最大内径为 8mm,管腔内可见烟雾状低回声。彩色多普勒血流显像(CDFI):管腔内充满红蓝相间的彩色血流信号,Valsalva 试验时血流信号显著增多。

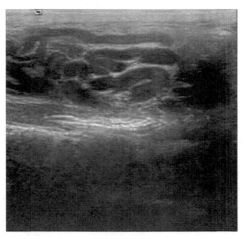

图 5-4-15

（3）伴反流时：Valsalva 试验见静脉内径较前增宽，血流信号显著增多，蔓状静脉丛内可见杂乱的五彩镶嵌的血流信号。

2.超声提示：左侧精索静脉曲张。

示例 16

1.超声所见（图 5-4-16）：左侧睾丸大小为 35mm×18mm，右侧睾丸大小为 52mm×43mm。右侧睾丸增大，形态失常，边界尚清，其内回声减低，回声不均匀，局部可见点状强回声。彩色多普勒血流显像（CDFI）：内部血流信号丰富。左侧睾丸内未见异常回声。

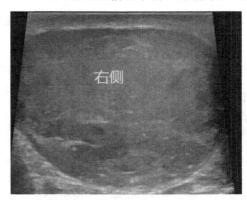

图 5-4-16

2.超声提示：右侧睾丸异常回声团，精原细胞瘤可能性大，建议进一步检查。

示例 17

1.超声所见（图 5-4-17）：左侧睾丸大小为 35mm×19mm，右侧睾丸大小为 39mm×20mm。右侧阴囊壁增厚，层次结构模糊。右侧睾丸体积稍增大，形态饱满，睾丸上极包膜连续性中断、模糊，睾丸内可见一 9mm×8mm 的不规则低回声区，其内可见小片状无回声区。CDFI：低回声区内未见血流信号显示。右侧附睾形态不规则，大小为 15mm×10mm，内部回声不均匀，其内可见小片状无回声区。左侧睾丸内未见异常回声。

2.超声提示：右侧睾丸、附睾回声异常改变，结合临床考虑为睾丸、附睾破裂、外伤性附睾炎。

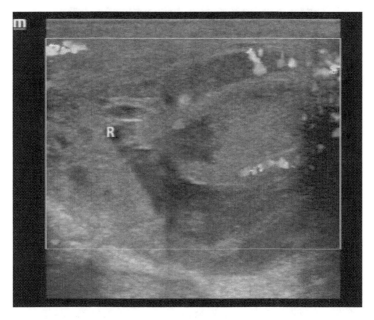

图 5 - 4 - 17

示例 18

1. 超声所见(图 5 - 4 - 18):左侧睾丸大小为 38mm×19mm,右侧睾丸大小为 42mm×33mm。右侧睾丸增大,形态饱满,内部回声减低,回声尚均匀,包膜增粗。CDFI:右侧睾丸内未见明显血流信号显示。左侧睾丸内未见异常回声。

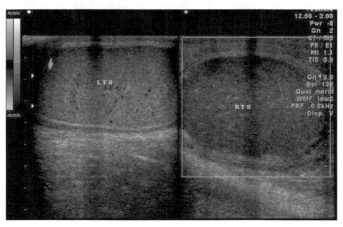

图 5 - 4 - 18

2. 超声提示:结合临床,考虑右侧睾丸扭转可能性大。

示例 19

1. 超声所见(图 5 - 4 - 19):盆腔探查,横切见左、右两个子宫中间有间隙,呈分离状。左侧子宫三径为 46mm×37mm×30mm,内膜厚 6mm,显示清晰;右侧子宫三径为 45mm×35mm×28mm,内膜厚 5mm,显示清晰。双侧子宫肌层未见占位性病变。左侧卵巢正常大小,未见异常光团。

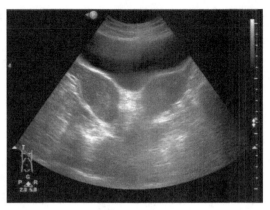

图 5 - 4 - 19

2. 超声提示:双子宫。

示例 20

1. 超声所见(图 5 - 4 - 20):阴道超声示子宫后位,三径为 58mm×46mm×37mm,子宫外形正常,宫底横径较宽,呈鞍形,宫内可见两条宫腔线,至宫颈处融合,呈"Y"形。双附件未见肿块回声。

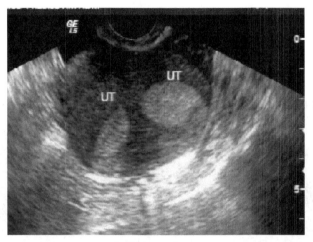

图 5 - 4 - 20

2. 超声提示:纵隔子宫。

示例 21

1. 超声所见(图 5 - 4 - 21):耻骨联合上扫查未发现明显子宫图像,仅见条索状低回声区,未见明显宫腔线显示,可见阴道气线。双侧附件区未见占位性病变。

2. 超声提示:始基子宫。

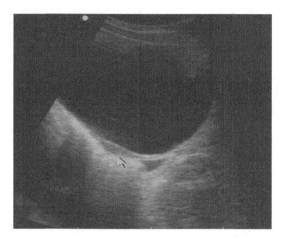

图 5 - 4 - 21

示例 22

1.超声所见(图 5 - 4 - 22):阴道超声示子宫体积稍增大,形态饱满,边界清晰,宫体大小为 56mm×47mm×38mm,肌层回声分布尚均匀,宫腔内可见 23mm×11mm 高回声区,其内回声欠均匀,边界模糊。双侧附件区未见异常回声。

2.超声提示:宫腔内异常回声,宫内残留物可能性大,请结合临床。

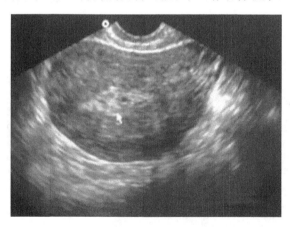

图 5 - 4 - 22

示例 23

1.超声所见(图 5 - 4 - 23):子宫形态失常,边界尚清晰,宫体大小为 52mm×63mm×45mm。子宫后壁内见一 33mm×28mm 不均质低回声光团,边界清晰,后方回声衰减,宫腔受压前移。彩色多普勒检查(CDFI):低回声区周边可见少量短条状血流信号。

2.超声提示:子宫异常回声光团,子宫肌瘤可能性大。

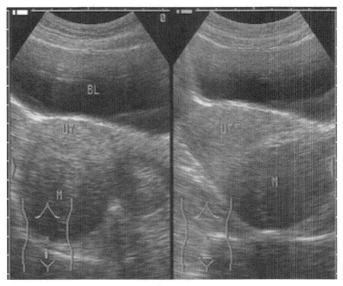

图 5-4-23

示例 24

1. 超声所见(图 5-4-24):子宫前位,大小、形态正常,边界清楚,肌壁回声均匀,其内未见异常回声光团。宫腔线居中,子宫内膜清,厚约 5mm。子宫直肠窝内探及液性暗区,最大深度为 18mm。

2. 超声提示:盆腔少量积液,请结合临床。

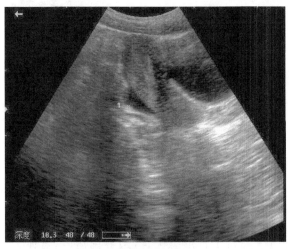

图 5-4-24

示例 25

1. 超声所见(图 5-4-25):子宫前位,大小、形态正常,边界清楚,肌壁回声均匀,其内未见异常回声光团。宫腔线居中,子宫内膜清,厚约 4mm。右侧附件区见一 38mm×35mm 类圆形无回声区,边界清晰,壁薄光滑,后方回声增强。左侧附件区未见明显异常回声。

2. 超声提示:右侧附件区囊性占位,卵巢囊肿可能性大。

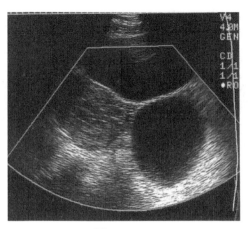

图 5 - 4 - 25

示例 26

1.超声所见(图 5 - 4 - 26):右侧附件区内可见一 56mm×56mm 低回声区,形态规则,边界尚清晰,内部回声分布均匀,其内见密集的细小点状强回声。左附件区未见明显异常光团。子宫前位,大小、形态正常,边界清楚,肌壁回声均匀,其内未见异常回声光团。宫腔线居中,子宫内膜清,厚约 6mm。

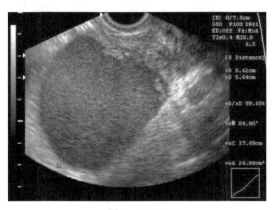

图 5 - 4 - 26

2.超声提示:右侧附件区异常光团,考虑巧克力囊肿可能,请结合临床。

示例 27

1.超声所见(图 5 - 4 - 27):子宫前方可见一 77mm×91mm 类圆形无回声光团,边界清晰,后方回声增强,其内透声差,可见密集的细小点状等回声。子宫前位,大小、形态正常,边界清楚,肌壁回声均匀,其内未见异常回声光团。宫腔线居中,子宫内膜清,厚约 5mm。

2.超声提示:子宫前方囊性占位,考虑卵巢囊性畸胎瘤可能性大,建议进一步检查。

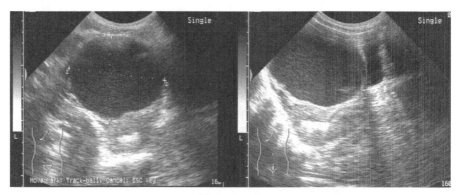

图 5-4-27

示例 28

1. 超声所见(图 5-4-28):阴道超声示双侧卵巢增大,单个切面可见数个卵泡无回声区,但无优势卵泡,每个卵泡暗区多小于 10mm。

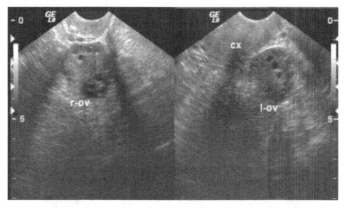

图 5-4-28

2. 超声提示:双侧卵巢异常改变,考虑多囊卵巢综合征可能,请结合临床。

示例 29

1. 超声所见(图 5-4-29):具体如下。

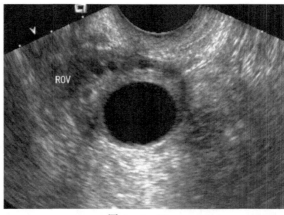

图 5-4-29

(1)子宫前位,切面形态正常,大小为52mm×45mm×38mm,宫腔线居中,子宫内膜清,厚约11mm,肌壁回声均匀,子宫边界规整。

(2)右侧卵巢内可见多个卵泡,最大约15mm×14mm,壁光滑,其内透声佳。

(3)左侧卵巢正常大小,其内未见明显卵泡。

2.超声提示:右侧卵巢内优势卵泡。

示例30

1.超声所见(图5-4-30):具体如下。

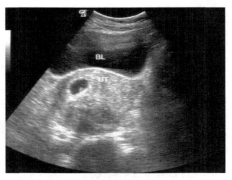

图5-4-30

(1)子宫前位,大小为66mm×52mm×44mm,子宫腔内可见一孕囊回声,大小为11mm×10mm,光环完整,其内可见点状胚芽组织,未见原始心管搏动。宫体光点分布均匀,边界清,包膜规整。

(2)双侧附件未见明显肿块。

2.超声提示:宫内囊性回声,早孕可能,建议随访。

示例31

1.超声所见(图5-4-31):具体如下。

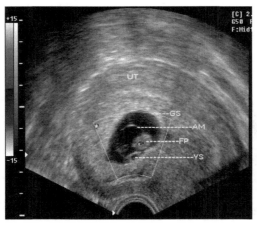

图5-4-31

(1)子宫前位,大小为72mm×58mm×49mm,子宫腔内可见一孕囊回声,大小为15mm×13mm,光环完整,其内可见胚芽及原始心管搏动。宫体光点分布均匀,边界清,包膜规整。

(2)双侧附件未见明显肿块。

2.超声提示:宫内早孕。

示例 32

1.超声所见(图 5-4-32):具体如下。

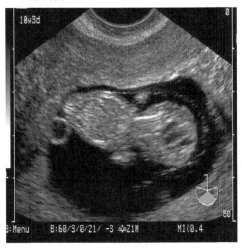

图 5-4-32

(1)子宫前位,大小为 78mm×63mm×55mm,子宫腔内可见一胎囊回声,大小为 35mm×33mm,光环完整。胎儿头臀长约 25mm,并可见原始心管搏动。

(2)宫体光点分布均匀,边界清,包膜规整。

(3)双侧附件未见明显肿块。

2.超声提示:宫内早孕。

示例 33

1.超声所见(图 5-4-33):宫腔内可见一胎儿,胎头位于左下腹,双顶径为 56mm,股骨长 41mm,肱骨长 36mm,胎儿上唇连续。胎心位于左下腹,四腔心可见,胎心率为 134 次/分,律齐。胎盘位于子宫前壁,成熟度Ⅰ级,厚 23mm,胎盘下缘距离宫颈内口 50mm。羊水最大深度为 49mm。脐带内可见两条脐动脉及一条脐静脉。胎儿脐动脉血流频谱:RI 为 0.64,S/D 为 2.78。

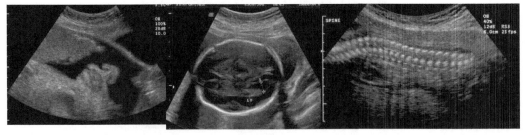

图 5-4-33

2.超声提示:宫内中期妊娠,单活胎,头位。

示例 34

1.超声所见(图 5 - 4 - 34):增大的子宫内见胎儿回声,胎头位于耻骨联合上,胎儿双顶径为 86mm,侧脑室约 8mm,股骨长 65mm,肱骨长 48mm。四腔心可见,胎心率为 142 次/分,律齐。胎盘位于子宫前壁,成熟度Ⅱ⁺级,厚 28mm,胎盘下缘距离宫颈内口尚远。羊水最大深度为 38mm。脐带内可见两条脐动脉及一条脐静脉。胎儿脐动脉血流频谱:RI 为 0.63,S/D 为 2.76。胎儿颈部未见脐带压迹。

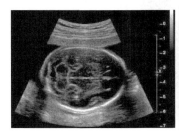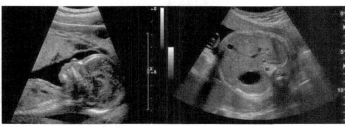

图 5 - 4 - 34　宫内晚孕

2.超声提示:宫内晚孕,单活胎,头位。

示例 35

1.超声所见(图 5 - 4 - 35):宫内见两个胎儿。

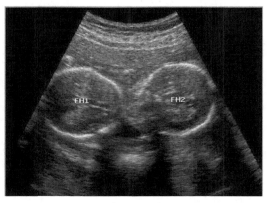

图 5 - 4 - 35

(1)左胎儿胎头位于左下腹,双顶径为 32mm,侧脑室为 5mm。胎心率为 134 次/分,股骨长 17mm,胎盘位于子宫前壁及宫底,成熟度Ⅰ级,厚 28mm。羊水深度为 42mm。胎儿颈部未见脐带压迹。

(2)右胎儿胎头位于右下腹,双顶径为 33mm,侧脑室为 5mm。胎心率为 136 次/分,股骨长 18mm,胎盘位于子宫前壁及宫底,成熟度Ⅰ级,厚 28mm。羊水深度为 42mm。胎儿颈部未见脐带压迹。

2.超声提示:宫内双胎妊娠,双活胎。

示例 36

1.超声所见(图 5 - 4 - 36):宫腔内可见一胎儿,胎头位于左下腹,双顶径为 57mm,侧脑室为 6mm,胎心位于左下腹,胎心率为 145 次/分,律齐,股骨长 37mm,胎盘位于子宫后壁,成熟度Ⅱ级,厚 32mm。子宫颈内口全部为胎盘覆盖,胎头与膀胱间距增宽,其间为胎盘回声。羊水深 38mm。

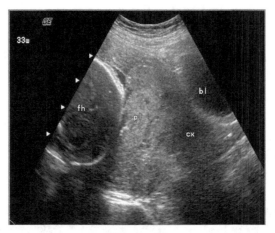

图 5 - 4 - 36

2. 超声提示：①宫内中孕，单活胎。②前置胎盘，建议随访。

示例 37

1. 超声所见（图 5 - 4 - 37）：宫腔内可见一胎儿，胎头位于左下腹，双顶径为 15mm，胎心位于左下腹，胎心率为 145 次/分，律齐，胎盘位于子宫前壁，成熟度 Ⅰ 级，厚 18mm。胎盘与子宫肌层间可见一轮廓不清、边缘不整的液性暗区，暗区范围为 11mm×5mm。羊水深 20mm。

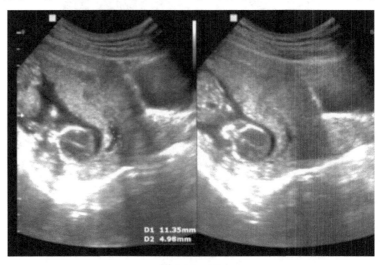

图 5 - 4 - 37

2. 超声提示：①宫内中孕，单活胎。②胎盘早剥可能，请结合临床。

示例 38

1. 超声所见（图 5 - 4 - 38）：胎儿颈背部皮肤处见"W"形压迹。CDFI：胎儿颈部可见"彩环状"血流信号显示；PW 测量脐动脉，RI＝0.65，S/D＜3.0。

2. 超声提示：脐带绕颈两周，建议随访。

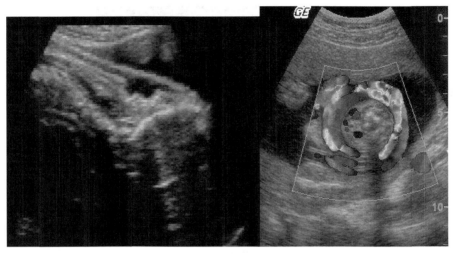

图 5 - 4 - 38

示例 39

1.超声所见(图 5 - 4 - 39):子宫内可见一胎儿,(孕 15 周后)胎儿头端无颅骨光环和正常脑组织结构回声,胎儿头部扫描见"米老鼠征",可见胎心搏动、胎动。后壁胎盘,胎盘厚33mm,成熟度Ⅱ级。羊水最大前后径为 56mm,内透声可。

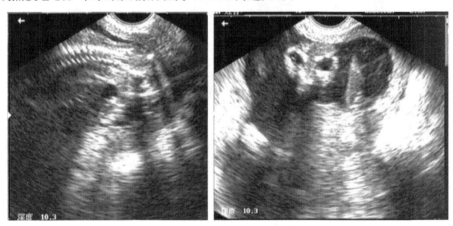

图 5 - 4 - 39

2.超声提示:宫内中孕,无脑儿。

示例 40

1.超声所见(图 5 - 4 - 40):胎儿枕部颅骨光环局部缺损,范围为 32mm。缺损处见 56mm×58mm 团块状无回声区突入羊水中,边界清晰,内部见片状、团块状略强回声区。

2.超声提示:脑膜(脑)膨出。

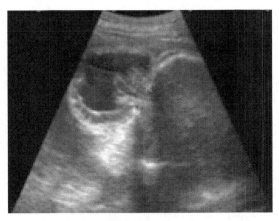

图 5-4-40

示例 41

1.超声所见(图 5-4-41):具体如下。

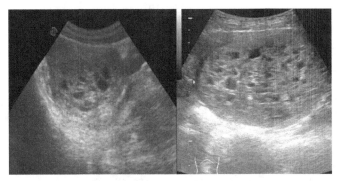

图 5-4-41

(1)前位子宫,体积增大,形态饱满,大小为 78mm×65mm×58mm,肌壁回声均匀。宫腔内可见多个大小不等的液性暗区,似蜂窝状,最大为 12mm,其间夹杂条索状强回声,宫腔内未见明显胚胎回声。

(2)双侧附件未见明显异常回声。

2.超声提示:宫腔内异常回声,葡萄胎可能性大,请结合临床进一步检查。

第五节 甲状腺疾病

示例 1

1.超声所见(图 5-5-1):双侧甲状腺腺体回声分布尚均匀,有时可见点状血流。于甲状腺上、下极处可见甲状腺上动、静脉及甲状腺下动、静脉血流。甲状腺上、下动脉内径 <0.2cm,峰值流速<30cm/s,RI=0.55。

2.超声提示:甲状腺未见明显异常。

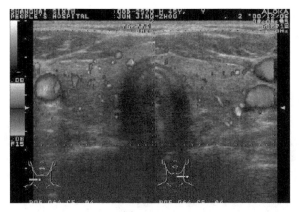

图 5-5-1

示例 2

1.超声所见(图 5-5-2):甲状腺右叶大小为 22mm×23mm,左叶大小为 20mm×22mm,峡部厚 12mm。甲状腺左、右叶弥漫性增大,峡部增厚,双侧对称,边界清晰,内部回声分布尚均匀,未见明显结节。彩色多普勒显示:甲状腺左、右叶内部血流信号丰富,呈"火海征";PW记录到动脉型血流频谱,Vs= 78cm/s,RI=0.55。

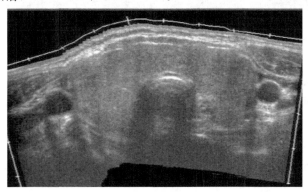

图 5-5-2

2.超声提示:甲状腺弥漫性改变,单纯性甲状腺肿可能性大。

示例 3

1.超声所见(图 5-5-3):甲状腺右叶大小为 22mm×17mm,左叶大小为 24mm×20mm,峡部厚 5mm。甲状腺左、右叶不对称性增大,表面欠光滑,边界尚清晰,内部回声分布欠均匀,

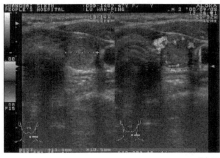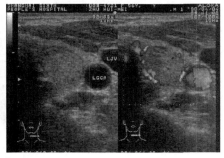

图 5-5-3

可见多个大小不等的结节状低回声区,边界尚清晰,最大为 18mm×16mm。彩色多普勒检查:甲状腺左、右叶内部血流信号丰富。

2.超声提示:甲状腺结节影,结节性甲状腺肿可能性大。

示例 4

1.超声所见(图 5-5-4):具体如下。

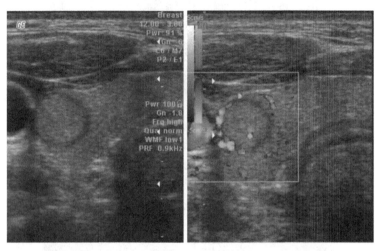

图 5-5-4

(1)甲状腺右叶大小为 24mm×20mm,左叶大小为 30mm×26mm,峡部厚 8mm。甲状腺左侧叶增大,其内可见一类圆形等回声光团,大小约 15mm×16mm,边界清晰,内部回声分布均匀,周围有包膜。彩色多普勒检查:混合性回声区边缘可见少量条状、半环状、弧形血流信号,其内部未见明显血流信号显示。

(2)甲状腺左叶形态规则,边界清晰,内部回声分布均匀,未见明显异常回声。

2.超声提示:①左侧甲状腺占位,甲状腺腺瘤可能性大,建议进一步检查。②甲状腺弥漫性肿大。

示例 5

1.超声所见(图 5-5-5):甲状腺左叶大小为 22mm×20mm,内部回声分布均匀,未见异常回声。右叶大小为 42mm×37mm。甲状腺右侧叶体积增大,形态失常,轮廓欠光整,其内可见一 25mm×23mm×20mm 混合性回声光团,形态欠规则,边界稍模糊,内部以等低回声为

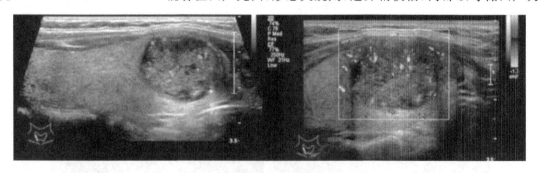

图 5-5-5

主,可见不规则无回声区及沙砾状强回声,后方不伴声影。彩色多普勒检查:混合性回声区内部可见丰富的条状搏动性血流信号;PW 显示为高速、高阻、动脉型血流频谱,Vs＝72cm/s,RI＝0.83。左侧颈部颈总动脉旁另见一 9mm×7mm 低回声区,边界清晰。

2.超声提示:①甲状腺右叶混合性占位性病变,甲状腺癌可能性大,建议进一步检查。②左侧颈部低回声肿块,考虑为淋巴结肿大。

示例 6

1.超声所见(图 5-5-6):甲状腺右叶大小为 22mm×19mm,左叶大小为 20mm×18mm,峡部厚 3mm。甲状腺右叶上极内可见 21mm×16mm×15mm 无回声区,形态规则,边界清晰,后方回声增强。彩色多普勒检查:无回声区内未见血流信号显示。甲状腺左叶及峡部形态规则,边界清晰,内部回声分布均匀,未见异常回声。

2.超声提示:右侧甲状腺囊性占位性病变,甲状腺囊肿可能性大。

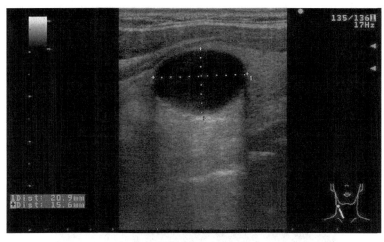

图 5-5-6

示例 7

1.超声所见(图 5-5-7):甲状腺右叶大小为 29mm×24mm,左叶大小为 28mm×23mm,

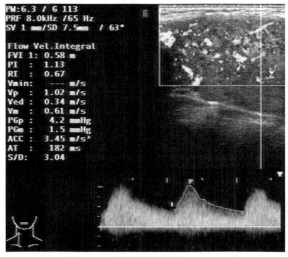

图 5-5-7

峡部厚 7mm。甲状腺左、右叶弥漫性增大,峡部增厚,双侧对称,边界清晰,内部回声增粗,分布不均匀,可见条索状强回声,呈"网格样"改变。甲状腺内未见明显结节。彩色多普勒检查:甲状腺左、右叶内部血流信号丰富;PW 记录到动脉型血流频谱,Vs= 32cm/s,RI= 0.71 。

2.超声提示:甲状腺弥漫性改变,考虑为慢性淋巴细胞性甲状腺炎(桥本病)可能,请结合临床。

第六节　乳腺疾病

示例 1

1.超声所见(图 5 - 6 - 1):双侧乳腺腺体层结构紊乱,内部回声增粗、增强,分布不均匀,右侧腺体层厚 15mm,左侧腺体层厚 14mm。腺体层内可见多个卵圆形、条索状低回声区,边界清晰。彩色多普勒检查:未见明显异常血流信号显示。双侧腋下未探及明显异常肿大淋巴结回声。

2.超声提示:双侧乳腺弥漫性改变,考虑为乳腺增生症;BI‐RADS 3 级。建议定期复查。

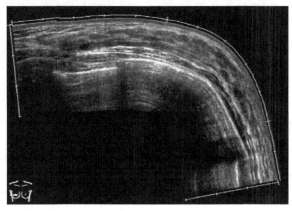

图 5 - 6 - 1

示例 2

1.超声所见(图 5 - 6 - 2):右侧乳腺外上象限组织内可见一 26mm×20mm 椭圆形低回声

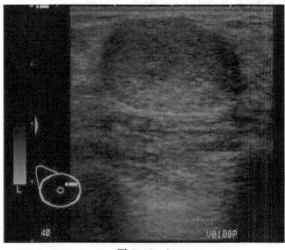

图 5 - 6 - 2

区,形态规则,边缘光滑,内部回声分布均匀,后方回声略增强,可见侧方声影。彩色多普勒检查:低回声区周边及内部见少量血流信号。左侧乳腺组织内未见明显异常回声。双侧腋下未见明显异常肿大淋巴结回声。

2.超声提示:右侧乳腺占位性病变,乳腺腺瘤可能性大;BI-RADS 2级。建议定期复查。

示例 3

1.超声所见(图 5-6-3):右侧乳腺内上象限组织内可见一 14mm×12mm 椭圆形囊性回声区,形态规则,边缘光滑,内部回声均匀,后方回声略增强。彩色多普勒检查:囊性回声区未见明显血流信号。左侧乳腺组织内未见明显异常回声。双侧腋下未见明显肿大淋巴结回声。

2.超声提示:右侧乳腺囊性占位性病变,乳腺囊肿;BI-RADS 2级。

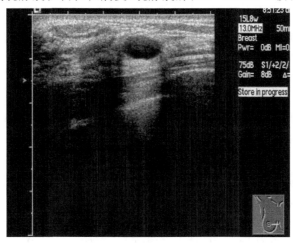

图 5-6-3

示例 4

1.超声所见(图 5-6-4):具体如下。

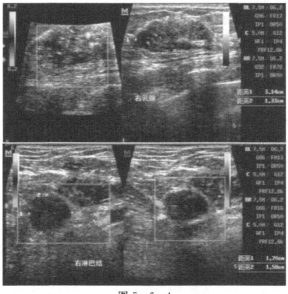

图 5-6-4

右侧乳腺组织内可见一31mm×13mm低回声区,形态不规则,边缘不光滑,呈"蟹足样",内部回声分布不均匀,可见不规则状无回声区,另可见散在斑点状强回声,后方未见明显声影。低回声区纵横比>1,后方回声轻度衰减。彩色多普勒显像:低回声区周边及内部可见丰富的血流信号;PW显示为动脉血流频谱,Vs=6.2cm/s,RI=0.80。

右侧内乳动脉旁及腋窝扫查:可见多个圆形的低回声区,最大的为17mm×15mm。

左侧乳腺组织内未见明显异常回声。

2.超声提示:右侧乳腺占位性病变,乳腺癌可能性大,建议进一步检查;BI-RADS 5级。

附1:BI-RADS分级

美国放射协会(ACR)于1992年建立并推荐的"乳腺影像报告和数据系统"(BI-RADS),规范了X线影像报告的术语,2003年又增加了超声和磁共振的内容,便于各个影像学之间进行比较。现在越来越多的医院在乳腺钼靶检查、超声诊断及磁共振报告上采用BI-RADS进行评价分级。其意义如下:

0级:临床有体征,超声检查无征象。超声检查不能全面评价病变,需要进一步行其他影像学检查诊断。临床体征有:①临床扪及肿块或团块;②临床未扪及肿块或团块的乳头溢液;③不对称性增厚;④皮肤及乳头改变。注意:乳腺疼痛是自觉症状,不纳入临床有体征者,按临床无体征的筛查流程。

1级:超声检查未见异常表现,如无肿块、无结构紊乱、无皮肤增厚、无微钙化等,需每年定期超声复查(对多腺体型诊断比较可靠)。

2级:考虑良性改变,基本上可以排除恶性。①单纯囊肿;②乳腺内淋巴结(也可能属于1级);③乳腺假体植入;④年龄<40岁,考虑纤维腺瘤;⑤脂肪小叶(注意与纤维腺瘤鉴别)。建议定期随访(6~12个月超声定期复查)。

3级:良性疾病可能。①年龄<40岁的实性椭圆形、边界清、纵横比<1的肿块,良性可能,恶性的危险性<2%;②多发性复杂囊肿或簇状小囊肿;③瘤样增生结节(属不确定一类)。建议3~6个月超声定期检查及其他进一步检查。

3级临床处理举例:例如,年龄在35~39岁的实性肿块初次超声检查为3级,无家族史,3~6个月超声复查。有家族史,患者焦虑,不愿随诊,有实性肿块,不能确定的囊实性肿块,簇状小囊肿,可考虑活检,BI-RADS等级复查后再评估。①肿块缩小、消失,降为2级;②肿块无变化,3~6个月再次复查,仍无变化,降为2级;③肿块增大,向恶性征象变化,升为4级(建议活检)。

4级:考虑恶性病变可能,需要活检明确。①不符合全部超声声像的纤维腺瘤和其他良性病变(良、恶性鉴别表中恶性表现1~3项);②40岁以上超声良性征象的实性肿块病变,此病变可能无特征性乳腺癌形态,但属高发年龄,有恶性的可能性。

4A级:3%~8%的恶性可能,在取得良性的细胞学或组织学检查结果后需随访6个月。

4B级:中等拟似恶性病变,9%~49%的恶性可能。

4C级:50%~94%的恶性可能,尚不代表5级的典型恶性特征。

5级:高度怀疑为恶性病变(几乎认定为恶性疾病),需要手术切除活检。

6级:已经由病理证实为恶性病变。

目前各大医院乳腺疾病的诊疗流程比较规范,乳腺影像学检查方法众多,该报告系统的应用旨在应用规范的、统一的"语言",在不同的学科间进行有效的"对话",方便临床医生进行综合判断。当然,不能单从影像学中判断的乳腺病变的程度进行诊断,还需要临床医生结合病史、体征等情况做出综合分析,再给出下一步的诊疗建议。

附2:乳腺肿瘤的临床 TNM 分期

T_0:原发癌瘤未查出	N_0:同侧腋窝无肿大淋巴结
Tis:原位癌	N_1:同侧腋窝有肿大淋巴结,可推动
T_1:癌瘤长径≤2cm	N_2:同侧腋窝肿大淋巴结彼此融合,或与周围组织粘连
T_2:癌瘤长径>2cm,≤5cm	N_3:有同侧胸骨旁淋巴结转移
T_3:癌瘤长径>5cm,炎性乳癌	M_0:无远处转移
T_4:癌瘤侵及皮肤或胸壁	M_1:有锁骨上淋巴结转移或远处转移

0 期:$TisN_0M_0$

Ⅰ期:$T_1N_0M_0$

Ⅱ期:$T_{0\sim1}N_1M_0$,$T_2N_{0\sim1}M_0$,$T_3N_0M_0$

Ⅲ期:$T_{0\sim2}N_2M_0$,$T_3N_{1\sim2}M_0$,T_4任何 NM_0,任何 TN_3M_0

Ⅳ期:包括 M_1 的任何 TN

附录一　超声常用标记字母查询

肝脏 L,肝左叶 LL,肝右叶 RL,肝左外叶 LLL,肝左内叶 LML,肝右前叶 RAL,肝右后叶 RPL,肝尾状叶 CL,方叶 QL,肝静脉 HV,肝左静脉 LHV,肝右静脉 RHV,肝中静脉 MHV,门静脉 PV,门静脉左支 LPV,门静脉右支 RPV,胆囊 GB,胆囊管 CD,肝管 HD,肝总管 CHD,胆管、胆道 BT,胆总管 CBD,脾脏 SP,脾动脉 SA,脾静脉 SV,副脾 AS,胰腺 P,胰管 DP。

肾脏 K,左肾 LK,右肾 RK,集合系统 CS,肾动脉 RA,肾静脉 RV,肾上腺 AG,输尿管 UT,膀胱 UB,子宫 UT,宫颈 CX,卵巢 OV,左侧卵巢 LOV,右侧卵巢 ROV,输卵管 FT,节育器 IUD,阴道 V,前列腺 P,睾丸 T,附睾 E,精囊 SV,射精管 ED,阴囊 S,精索 SC。

胎儿 F,妊娠囊 GS,卵黄囊 YS,胚囊 BC,胚芽 BL,头臀长 CRL,双顶径 BPD,胎头 FH,头围 HC,腹围 AC,股骨长度 FL,肱骨长度 HUM。

异常声像图术语:结石 ST,包块、肿块 M。

大脑中动脉 MCA,大脑前动脉 ACA,大脑后动脉 PCA,眼动脉 OA,小脑后下动脉 PICA,基底动脉 BA,主动脉 AO,颈总动脉 CCA,颈内动脉 ICA,颈外动脉 ECA,椎动脉 VA,左锁骨下动脉 LSub－CA;颈内静脉 IJV,颈外静脉 EJV,腋静脉 AV,上腔静脉 SVC,奇静脉 AV,下腔静脉 IVC,降主动脉 DesA;腹主动脉 AA,腹腔动脉 CA,肠系膜上动脉 SMA,肠系膜下动脉 IMA,胃左动脉 LGA,髂总动脉 CIA,髂内动脉 IIA,髂外动脉 EIA。

左室 LV,右室 RV,左房 LA,右房 RA,左室流出道 LVOT,右室流出道 RVOT,二尖瓣 MV,二尖瓣口 MVO,二尖瓣前叶 AM,二尖瓣后叶 PM,肺动脉 PA,左肺动脉 LPA,右肺动脉 RPA,肺动脉瓣 PAW,肺静脉 PV,三尖瓣 TV,主动脉根部 AOR,主动脉右瓣 RAV,升主动脉 AscA,主动脉弓 AoArc,主动脉瓣 AOV,主动脉左瓣 LAV,冠状窦 CS,房间隔 IAS,室间隔 IVS,左室前壁 LVAW,左室左侧壁 IVLW,左室后壁 LVPW,左室壁 LVW,右室前壁 RVAW,右室右侧壁 RVRW,左房壁 LAW,右房壁 RAW,腱索 T,动脉导管未闭 PDA。

附录二　超声检查正常值大全

一、心脏各房室、大血管参考值

二维超声测值			
部位	内径(mm)	部位	厚度(mm)
左房(LA)	＜35	室间隔(IVS)	7～11
左室(LV)	＜50	左室后壁(LVPW)	＜12
右室(RV)	＜25	右室壁	＜3～4
右房(RA)	＜50×50	左室壁	＜9～12
主动脉根部	＜35		
升主动脉(AO)	＜35		
右室流出道	18～35		
左室流出道	18～40		
主肺动脉(PA)	＜30		

各瓣膜测值		
部位		参考值
二尖瓣	二尖瓣狭窄分度(PHT法)	轻度:1.5～2.0cm²,平均压力阶差＞5mmHg
		中度:1.0～1.5cm²,平均压力阶差＞10mmHg
		重度:＜1.0 cm²,平均压力阶差＞25mmHg
	二尖瓣血流峰值速度	90(60～130)cm/s
三尖瓣	三尖瓣血流峰值速度	50(30～70)cm/s
主动脉瓣	主动脉瓣狭窄分度	轻度:＜1.0cm²,平均压力阶差＞25mmHg
		中度:0.7～1.0cm²,平均压力阶差＞50mmHg
		重度:＜0.7cm²,平均压力阶差＞75mmHg
	主动脉瓣血流峰值速度	135(100～170)cm/s
肺动脉瓣	肺动脉瓣狭窄分度	轻度:平均压力阶差＞30mmHg
		中度:平均压力阶差＞50mmHg
		重度:平均压力阶差＞75mmHg
	肺动脉瓣血流峰值速度	75(60～90)cm/s

左心功能测值			
SV（每搏量）	35～90ml	舒张末期容量（EDV）	(108±24)ml
CO（每分心输出量）	3～6L/min	收缩末期容量（ESV）	(45±16)ml
CI（心脏指数）	2～3L/(min/m²)	舒张末期内径（LVD）	35～55mm
EF（射血分数）	50%～75%	收缩末期内径（LVS）	20～40mm
FS（左室短轴缩短率）	27%～35%	E峰与A峰比值（E/A）	＞1
ΔT%（室壁收缩期增厚率）	＞30%		

二、腹部超声检查正常值

(1)肝内胆管＜2mm，＞3mm提示扩张。

(2)肝外胆管＞7mm可疑扩张。

(3)PV＜1.4，HV＜0.8，IVC＜2.4。

(4)PV血流速度＝(14±5)cm/s，Spv＜8cm/s提示门脉高压。

(5)PL厚度＜5cm。

三、胎儿正常值

A：正常侧脑室横径＜1.0cm；孕24周后，脑室率＞50%为异常。

B：大脑发育开始于17～18孕周，因此20周前不要轻易诊断"脑积水"。

C：胎儿肾积水：肾窦回声分离＞10mm。

D：正常胎儿小肠内径＜5mm，同一切面上其长径＜15mm。

E：正常胎儿胃腔横径＜25mm。若胃径增大而不伴肠管扩张，不能视为异常。

F：正常胎儿膀胱内径＜50mm。1～1.5小时排空一次。

G：孕22周后脐动脉S/D比值有下降趋势，30周前下降明显。孕30周后，胎儿脐动脉S/D＜3.0，RI＜0.68。

H：孕15周后无颅骨光环提示无脑儿，孕8周后无胎心搏动提示难免流产。

I：妊娠中期胎盘下缘覆盖子宫颈内口或周围者较常见，随着子宫下段伸展，胎盘位置向上"迁移"，故超声在妊娠中期若发现前置胎盘征象，应随访观察至孕30～32周后才能定论。

J：估算胎重＝900×BPD(cm)－5200(单位：g)。

K：胎儿脐带绕颈松紧程度的判断：①胎儿脐动脉S/D比值≥3.0说明脐绕颈较紧，胎儿有缺氧，应进行监测。②孕30周后，S/D＜3.0，RI＜0.68，孕末期S/D≤2.5时胎儿被认为是安全的。③S/D比值越高，胎儿危险性越大。

L：预产期＝月龄＋9/－3，日期＋7/＋14(农历)。

四、浅表器官正常值

(1)睾丸大小：2cm×3cm×4cm，附睾头大小：12mm×7mm×6mm，体部≤4mm。

(2)精索静脉曲张：平静呼吸时≥1.8mm，Valsalva试验≥3.0mm。

(3)甲状腺大小:2cm×3cm×6cm,峡部<5mm。

(4)乳腺腺体层厚度:中青年:10～15mm,老年:5mm。

(5)乳腺导管内径:1～2mm。输乳管壶腹部(位于乳晕后方)内径最宽:2～3mm。

五、彩色多普勒(PW)正常参考值

疾病	RI	PI	备注
肝脓肿(早期)	<0.5		
原发性肝癌	>0.6	>0.9	高速、高阻型,Vmax 可>1m/s
门静脉血流速度	(14±5)cm/s		<8cm/s 提示 PV 高压
胆囊癌	>0.7		
肾细胞癌	>0.7		
膀胱癌	<0.5		
前列腺癌			高阻型动脉频谱
正常子宫动脉	=0.83		
子宫肌瘤	>0.5		
良性葡萄胎	>0.5		
子宫内膜癌	<0.4		
恶性滋养细胞肿瘤	<0.4		
胎儿脐动脉-孕30周后	<0.68		S/D<3.0
甲状腺癌	>0.7		高速、高阻型动脉频谱
乳腺癌	>0.7		高速、高阻型动脉频谱
睾丸恶性肿瘤			CDFI 血流信号丰富

附录三　超声检查报告单示例

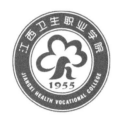

江西卫生职业学院附属医院

超声诊断报告单

超声号：　　　　　　　　　　　　　　　　设备型号：

姓　名：　　　　性　别：　　　年　龄：　　　申请科室：

门诊号：　　　　住院号：　　　　　　　　　床　号：

检查部位：　　　检查日期：

采集图片区

1.超声所见：

2.超声提示：

报告时间：　　　　　　　记录员：　　　　　诊断医师：

本报告仅供临床医生参考,不能用于其他证明,签字有效!　　联系电话:0791－85772＊＊＊

地址:江西省南昌小兰经济技术开发区汇仁大道689号。

附录四　影像检查报告单示例

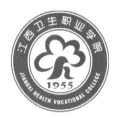

江西卫生职业学院附属医院

影像诊断报告单

影像号：　　　　　性　别：　　　　　年　龄：

病人姓名：　　　　科　室：　　　　　门诊号：

住院号：　　　　　床　号：　　　　　机器型号：

检查部位：　　　　检查项目：　　　　检查日期：

1.检查方法：

2.影像学表现：

3.影像学意见：

　　　　　　　　　报告医师：

报告日期：　　　　复核医师：